모든 통증은
벗어날 수 있다

통증의 본질로부터 완성한 건강 지도

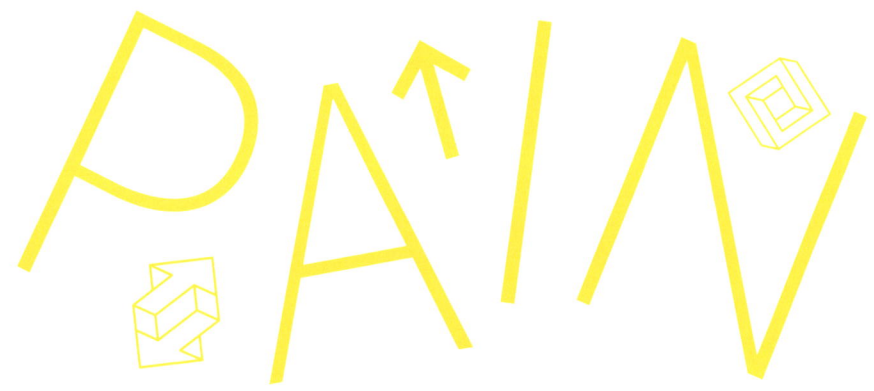

모든 통증은
벗어날 수 있다

구재원 지음

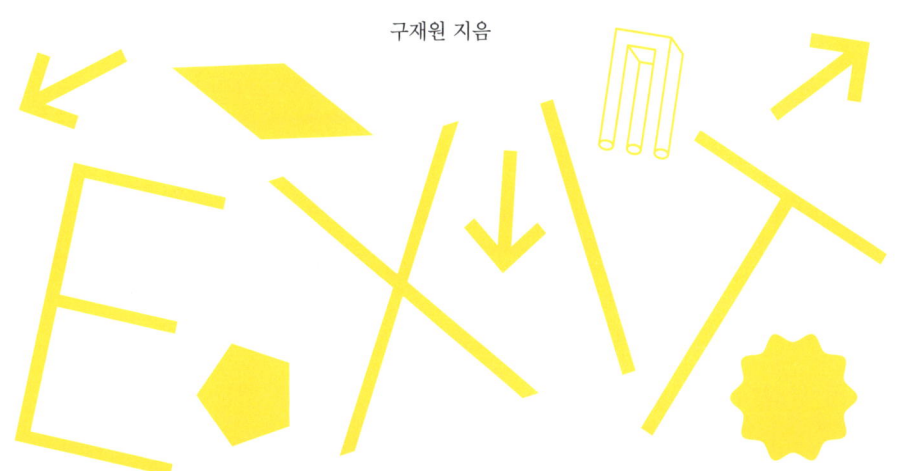

책소유

들어가면서

"이렇게 힘든데, 그냥 적응하면서 살아야 하나요?", "주사도 맞고 약도 몇 년이나 먹었는데 나아지기는커녕 점점 통증이 심해지기만 해요.", "저는 너무 아픈데 병원을 찾아가도 어디가 왜 아프냐고 물어요. 제가 그 이유를 어떻게 알겠어요? 그러면서 어느 병원이든 똑같이 물리 치료나 도수 치료만 하라고 하니 도통 나아질 기미가 안 보여요."

　진료를 하면서 환자들로부터 정말로 자주 듣는 말들이다. 심지어 고통으로 눈물을 흘리는 환자분들도 심심치 않게 만나게 된다. 이분들의 사연을 들을 때면 '만약 내 어머니가 저렇게 아프시면, 내 아내가 그렇다면, 내 자녀나 조카가 이러한 상황이라면….' 하는 생각이 들면서, 그들이 호소하는 고통에 대해 절로 공감대가 형성된다. 그리고 의사로서 어떻게든 저들을 낫게 만들어 고통을 덜어주고 싶다는 생각이 강해진다.

이렇게 환자들을 만나오면서 마음속에 하나의 소망이 생겼다. 환자분의 통증을 해결하는 것 자체도 중요한 문제이지만, 오랫동안 자신의 병이 왜 생겼으며, 어떻게 해야 그 고통으로부터 벗어날 수 있는지 그들이 제대로 설명을 들을 기회가 드물다는 것 또한 큰 문제라고 생각해왔다.

환자가 스스로의 통증에 대해 잘 알면 알수록 막연한 불안이나 공포감이 훨씬 덜해지는 것은 너무도 당연하다. 따라서 정확한 설명이 적절한 치료 못지않게 중요한 일이다. 또 환자의 고통과 통증에 대해서 가족과 주변인들이 좀 더 이해한다면 환자의 고립감과 소외감도 엄청나게 줄어들 수 있다.

이런 환경이 회복을 향한 든든하고 건강한 밑바탕이 되어 통증 환자와 함께할수록 치료 예후가 좋아질 것임은 누구나 예상할 수 있다. 즉, '올바른 지식에 대한 정확한 설명', '정서적 지지', 그리고 '안전하고 효과적인 치료'라는 3가지 구성 요소가 합쳐지는 순간, 더욱 많은 환자분들이 기나긴 통증으로부터 탈출할 수 있다. 그래서 진료실에서 나는 항상 이 3가지를 환자분에게 강조하며, 의사로서 스스로도 이를 실천하기 위해 노력한다.

인공 지능이 인류의 뇌 신경을 모방하고, 칩을 넣어 사물을 제어하거나 새로운 바이러스를 분석하며 백신까지 만드는 데에 걸린 시간이 불과 2년 남짓할 만큼 고도로 발달한 의료 시대이다. 그럼에도 통증 환자는 오히려 더 많이 늘고 있는 이 현실은 21세기의 아이러니가 아닐까?

상당수 통증 환자들에게 내가 강조한 이 통증 탈출의 3요소만 잘 적용되었어도 지금보다 훨씬 좋아질 수 있음에도, 현실에서는 많은 이들이 발전된 의학 시대 속 불통으로 인해 탈출구와 제대로 연결되지 못하여 시간과 금전적 비용을 소모하고 있다.

인간은 누구나 강력한 통증에 직면하면 불안, 공포, 절망감, 고정 관념, 편견과 같은 부정적 감정이 강화되는 모습을 보인다. 또 통증이 아니더라도 신경 마비, 알 수 없는 경련, 비틀림, 감각 이상, 어지럼증, 이명 및 검사를 해도 나오지 않는 신체 이상 증상들을 경험하게 되면 이상한 나라의 앨리스가 되어버린 듯한 낯설고 극한 감정에 사로잡힐 수도 있다.

거기에서 끝이 아니라, 이런 불안은 환자들이 어떻게든 이 상황에서 벗어나고 싶은 마음을 강화시킴으로써 때로 잘못된 선택을 하게 만들기도 한다. 가령, 정확하지 않고 출처도 불분명한 정보에 현혹되고, 그러면서 틀린 치료 방향을 선택해 회복이 늦어지기도 하며, 이 과정이 반복되면서 부정적 감정 속에서 더러는 극단적인 선택을 하는 경우까지 발생한다.

통증 전문의라면 이런 고통의 악순환 구조를 정확하게 인지하고 있어야 한다. 그래야만 환자의 고통이 깊을수록 환자의 입장에서 더 정확하게 상황을 이해하고, 또 그들에게 유의미한 답을 전달할 수 있을 것이다.

『모든 통증은 벗어날 수 있다』는 이러한 시선을 담아 정리한 책이다. 통증의학과를 방문하는 환자분들이 가장 많이 고통을 호소하는 '목, 허리, 어깨, 무릎' 4가지 부위의 통증 양상과 그 원인, 치료 방법 등에 대해 썼다. 특히 "난 대체 왜 아픈 걸까?", "과연 나을 수 있을까?"라는 환자분들이 가장 궁금해하는 근본적인 질문에 대한 속시원한 답이기도 하다.

나는 이 책을 통해 통증 환자분들에게 조금이라도 희망적인 정보를 줄 수 있기를 바란다. 더 나아가 그들의 고통을 알고 있는 사람이 어딘가에 존재하고 있다는 작은 위안쯤은 얻어가면 좋겠다.

'난치難治는 있어도 불치不治는 없다.'

이는 통증 전문의로서 내가 가지고 있는 소신이다. 나의 글이 혼란에 빠진 환자분들을 보듬고 보호하고, 그들이 역경을 이겨내 마침내 안전하게 고통으로부터 탈출할 비상구가 되어주기를 그들만큼이나 간절히 소망한다.

차례

들어가면서 004

1장. 목 통증 012

부위로 확인하는 목 디스크 통증 014

증상으로 보는 목 통증 자가 진단 015

목 통증의 사례와 양상 015

근육통, 근육만의 문제일까? 016

엑스레이, 진단과 치료의 시작 019

엑스레이로 디스크 치료를 시작하는 이유 019

엑스레이와 추간판 내장증 진행의 연관관계 021

디스크의 퇴행성 변화 023

디스크 팽윤, 디스크 파열 026

디스크 팽윤: 디스크의 돌출 026

디스크 파열: 외측벽 찢김과 수핵 흘러나옴 029

날개뼈 통증 혹은 등 통증 031

목 디스크의 원인 033

목 디스크의 발생 원인 033

목 디스크가 쉽게 재발하는 이유 035

목 통증 진단과 해결 037

일상생활에서 목 통증·디스크 완화와 예방 037

초기 디스크 치료 방법 1: 운동과 습관, 약물 치료 041

초기 디스크 치료 방법 2: 물리 치료, 도수 치료 044

중기 이후 디스크 치료 방법 046

만성적 목 디스크 치료 방법 049

만성 통증 환자, 정서 지지의 중요성 050

MRI 촬영이 반드시 필요할까? 053

치료 사례 054

case 1. 디스크 파열로 인한 마비 054

case 2. 기운 목으로 인한 급성 통증 057

case 3. 목 디스크로 오인한 대상포진 합병증 060

2장. 허리 통증 066

부위로 확인하는 허리 디스크 통증 068

증상으로 보는 허리 통증 자가 진단 069

허리 건강의 원리 070

척추 구조물과 기능 071

5개의 척추뼈, 요추 071

척추 관절과 허리 통증 073

척추뼈 연골과 디스크 075

척추 구조물, 상호관계가 중요하다 077

허리 디스크의 원인 079

디스크 질환의 전형적인 병리 현상 079

급성 요통의 원인 1: 삐끗한 허리 080

급성 요통의 원인 2: 인대, 힘줄의 손상 081

디스크 손상의 3단계 084

디스크성 허리 측만증 088

만성 요통 089

척추관 협착증 092

허리 통증 해결을 위한 습관들 094

1. 일상에서의 허리 통증 완화와 예방 094

2. 허리 통증을 줄이는 운동 094

요통 및 디스크 질환의 치료와 해결 103

신경 치료의 발달과 의미 103

통증 정보의 창발성, 하나의 요인으로 해결할 수 없다 109

뇌는 통증을 어떻게 인식하는가? 111

만성 통증 환자를 위한 신경 치료의 방향성 113

척추 디스크의 자연 회복 115

근본적인 디스크 치료 119

디스크 파열, 수술만이 답이 아니다 125

치료 사례 130

case 1. 디스크 파열 및 좌골 신경 압박 130

case 2. 심각한 척추 휨 133

case 3. 급성 디스크 파열 136

3장. 어깨 통증 140

원인도 부위도 다양한 어깨 통증 142

통증 부위에 따른 구분 142

동작에 따른 구분 143

증상으로 보는 어깨 통증 자가 진단 145

승모근만의 문제가 아니다 145

어깨 결림에 관여하는 근육들 149

어깨 통증의 주범, 충돌 증후군 151

어깨 안의 시한폭탄, 석회성 건염 155

석회성 건염의 양상 155

어깨에 생긴 석회 156

석회가 발견되지 않는다면 159

견봉 쇄골의 통증 159

어깨 뒤쪽의 통증 163

과도한 운동, 반복적 팔 올림으로 인한 통증 163

어깨 관절에 진물이 생겼을 때 165

목 디스크나 퇴행성 추간공 협착 167

오십견 169

어깨가 아닌 팔이 아프다 169

오십견이 발생하는 원인과 과정 170

오십견 치료 방법과 효과 175

과도한 운동으로 인한 이두근 힘줄염 178

이두근 힘줄염 178

어깨 힘줄 파열 182

어깨 힘줄 파열의 양상 182

어깨 힘줄 손상, 파열과 MRI 진단 186

회전근개 파열, 수술만이 답은 아니다 188

힘줄 파열 시 주사 치료의 목적 189

어깨 통증 치료, 주의할 부분 190

초기에 진짜 원인을 정확히 찾아라 190

난치성 어깨 질환, 더 확실한 최신 기술 191

치료 사례 194

case 1. 석회로 인한 어깨 통증 194

case 2. 목 디스크 돌출 197

case 3. 석회의 어깨 신경 누름 201

case 4. 우측 팔뼈와 늑골의 골절 203

4장. 무릎 통증 210

무릎 부위별 통증 212
증상으로 보는 무릎 통증 자가 진단 213
무릎 통증의 사례와 양상 213
건강한 무릎 움직임의 메커니즘 213

무릎 구조에 대한 이해 215

무릎 통증의 다양한 양상들 217

무릎 통증의 원인과 종류 218
무릎 주변의 구조와 통증 218

1. 퇴행성 관절염 219

2. 슬개대퇴 증후군 222

3. 무릎뼈 힘줄염 226

4. 거위발 윤활낭염 228

5. 장경인대 증후군 230

6. 오스굿 증후군 234

무릎 통증의 치료와 해결 235
일상 속 무릎 통증의 예방 235

무릎 통증의 진단 238

약물 치료 및 물리 치료 240

주사 치료 241

수술적 치료 242

무릎 치료, 주의할 부분 243
1. 퇴행성 관절염 진단, 퇴행성 관절염이 아닐 수 있다 243

2. 연골 주사는 무릎 통증을 없애는 치료가 아니다 244

치료 사례 246
case 1. 심리적 문제와 결부된 통증 246

case 2. 베이커 낭종 252

case 3. 대퇴 신경에 의한 무릎 통증 254

나오면서 260

목 통증

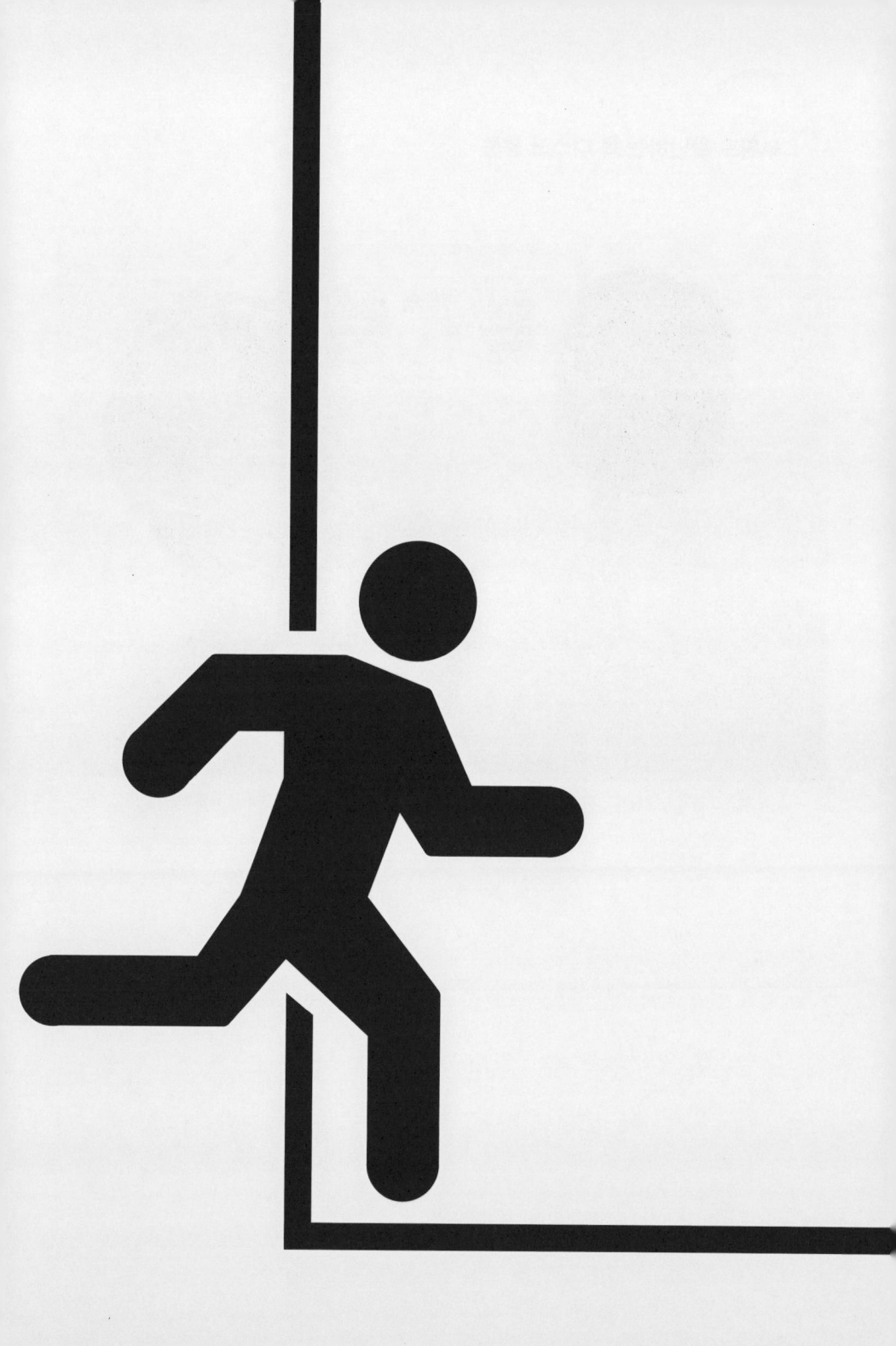

부위로 확인하는 목 디스크 통증

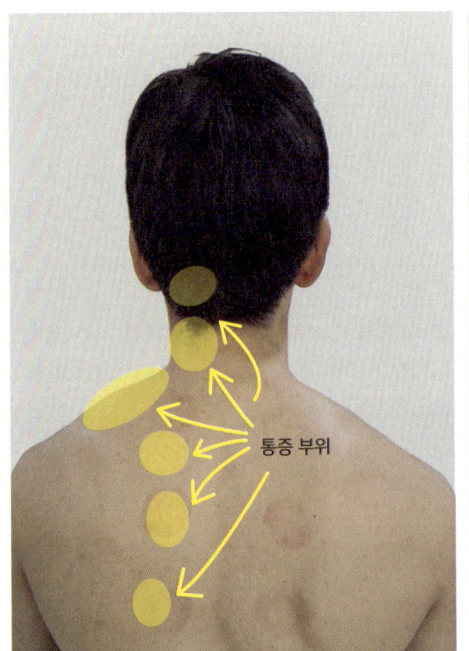

목 디스크 환자가 흔하게 느끼는 통증 부위

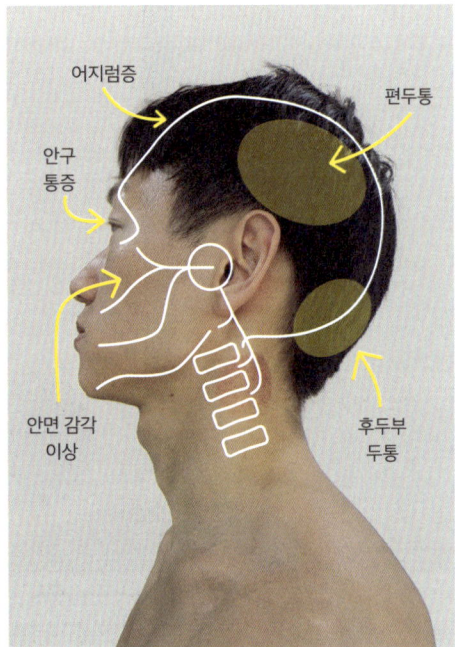

목 디스크와 흔하게 동반되는 질환

증상으로 보는 목 통증 자가 진단

3일 이내에 통증이 저절로 감소한다.	단순 근육통
통증이 3일을 경과하여 지속된다.	초기 목 디스크
목 주변에 뻣뻣함이 느껴지고 어깻죽지가 자주 뭉친다. 스트레칭을 해도 편하지 않다.	
목 주변의 심한 통증, 안구통을 동반한 두통, 안면 감각 이상, 손 저림, 날개뼈 통증, 어지럼증, 어깨나 팔의 신경통 등의 증상이 있다.	중기 목 디스크
앉아 있으면 목 통증이나 날개뼈 사이의 통증이 심해지거나, 한쪽 팔이 당기고 저린 통증이 있어서 일상생활에 제약이 심하다.	말기 목 디스크
증상이 심해지면 팔에 힘이 빠지거나 마비가 생긴다.	

목 통증의 사례와 양상

목 통증은 단순히 목이 뻐근하고 어깨가 무거운 경증에서부터, 날개뼈(견갑골) 사이의 극심한 통증이나 한쪽 팔이 저리고 당기는 통증, 심지어 두통, 안구통, 눈 주변이나 볼 주변의 이상 감각, 후두부의 찌릿찌릿한 통증 등에 이르는 다양한 임상 증상을 가지고 있다.

그러다 보니 증상에 따라 안면 감각 이상이나 두통이 동반된 환자분은 신경과나 신경외과를, 어깨 통증에 대해서는 정형외과를, 팔의 감각 저하 및 마비에 대해서는 재활의학과를 방문하는 절차를 밟는 경우가 많다.

그러나 현실 속에서는 각 증상에 대한 검사가 이뤄지기는 해도 이에 대한 통합적인 접근이 이뤄지지 않는 경우가 많다. 결국 치료가 늦어지고, 치료를 받는다 해도 영 호전되지 않아 다시 다른 병원들을 돌아가며 방문하게 되고, 그럼에도 딱히 시원한 답을 찾지 못하는 악순환이 빚어지곤 한다.

근육통, 근육만의 문제일까?

흔히 '담 결렸다.'라고 표현하는 근육통. 이는 근육의 수축과 이완을 담당하는 근섬유의 일부 구간이 손상돼서 발생하는 증상을 말한다. 누구나 한 번쯤 갑자기 꽤 강한 강도의 운동을 하고 난 다음 날, 운동한 부위에서 뻐근함을 느껴본 경험이 있을 것이다.

그런데 근육은 다른 조직보다 회복력이 뛰어나기 때문에 가벼운 근육통은 근섬유가 재생되는 2~3일이 지나면 증상이 저절로 가라앉게 된다. 따라서 단순 근육통을 회복하기 위해서 따로 특별한 조치를 취하지 않아도 괜찮다. 그냥 무리하지 않고 기다리면 저절로 좋아질 테니 말이다.

하지만 반복적으로 목과 어깻죽지가 무겁고 근육이 뭉친 듯한 통증이 발생하거나, 마사지나 물리 치료를 해도 이 뭉친 근육이 풀어지지 않는다면 이는 위에서 언급한 단순 근육통이 아닐 가능성이 높다.

'담'이란 본래 한의학적인 표현으로서, 원래는 '기혈氣穴이 순조롭지 않다.'라는 의미를 가지고 있다. 보통 병원에서는 담에 대한 표현을 '근육이 뭉쳐 있다.', '근육통' 등으로 표현한다. 근육은 혈관이 잘 발달된 조직이면서 신축성이 좋아 재생력이 높기 때문에 앞서 말한 것처럼, 미세한 손상에 의한 단순 근육통이라면 보통 2~3일 이내에 회복된다.

그러니 근육통이 일주일 이상 지나도 계속된다면 지금 느끼는 담은 어쩌면 근육통으로 위장한 다른 병일 가능성이 높다. 그렇다면 이렇게 몇 주 이상 지속되는 목과 어깻죽지의 담 결림이나 통증의 근본적인 원인은 무엇일까?

우리 몸의 근육이란 신경이 수축하라고 지시하면 수축하고,

이완하라고 허락해야 이완할 수 있는 수동적 기관으로 신경에 종속된 구조이다. 수 주일 동안의 담 증상은 신경학적인 자극이 있어야만 형성되는 것이다. 즉, 근육의 자연 회복 기간을 훨씬 넘는 통증과 담은 '신경계의 불필요한 개입'이 이뤄지고 있다는 뜻이다.

신경은 압박을 받거나 염증이 생기면 병들게 마련이고, 이렇게 병든 신경은 예민해지면서 통증을 일으킨다. 그러면서 관련된 근육, 관절, 인대 등의 강직을 유발하는데, 이 강직이 다시 통증을 증폭시키는 식의 통증의 순환 고리를 만들어낸다. 이러한 해로운 신경계의 순환 고리를 우리는 '신경병증성 통증'이라고 부르는데, 이 신경병증은 신경계가 닿은 곳 어디에서나 발생할 수 있다.

담이라 불리는 근육통이 일주일이 지나도 좀처럼 호전되지 않는다면 그때 의사가 살펴보아야 할 곳은 어디일까? 그것은 바로 환자가 아프다고 하는 부위의 근육 외에 그 근육과 연결되어 있는 신경 시스템이다. 반드시 이를 함께 봐주어야 단순 근육통이라는 형식적인 진단에서 벗어나 제대로 통증을 해결할 실마리를 찾을 수 있다.

엑스레이, 진단과 치료의 시작

● 엑스레이로 디스크 치료를 시작하는 이유

대부분의 목 통증 환자분들은 꽤 기다려봤는데도 통증이 호전되지 않을 때 병원을 방문한다. 그러면 병원에서는 보통 환자의 증상과 연관된 문제를 찾아보기 위해서 엑스레이 촬영을 진행한다.

다음 환자의 정면 엑스레이 사진을 보면 환자의 목이 한쪽으로 돌아가 있거나, 한쪽 어깨가 올라가 있는 등 좌우 대칭이 안되어 있는 모습을 쉽게 확인할 수 있다.

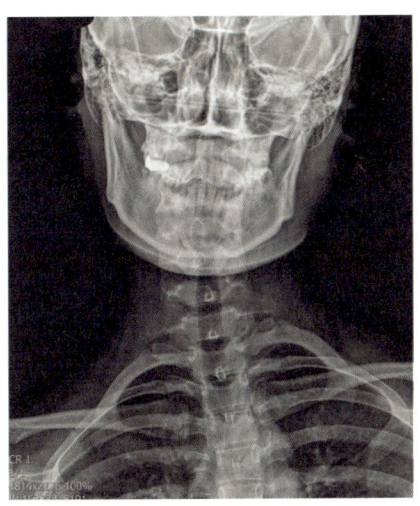

엑스레이를 통해 목이 돌아가 있고, 우측 어깨가 들려 있는 사경증을 확인할 수 있다.

또 목 엑스레이를 확인하면 환자의 목 커브가 '알파벳 C' 모양의 정상적인 형태를 가지고 있는지, 아니면 일자목이나 거북목 형태인지도 알 수가 있다.

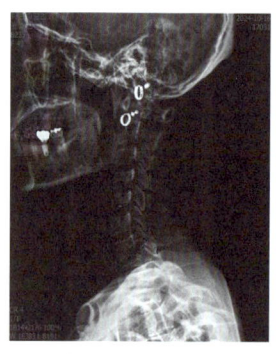
비교적 목의 C-커브를
잘 유지하고 있는 목

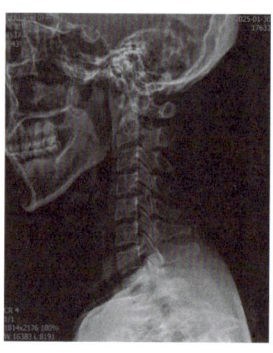
목뼈 위쪽부터 아래쪽까지
숫자 1처럼 쭉 뻗어 있는 일자목

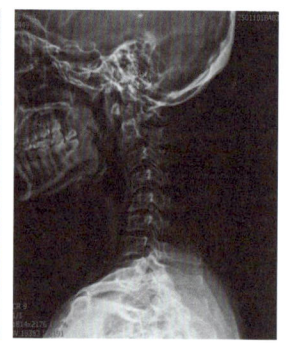
목뼈 배열이 앞쪽으로
기울어져 역C자 형태의
모습을 보이는 거북목

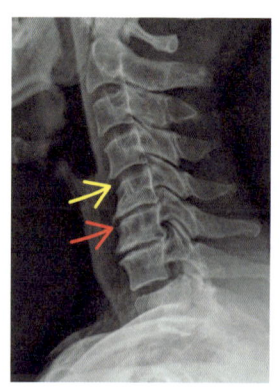
정상적 디스크 공간(노란 화살표)에
비해 퇴행성 변화로 디스크 간격이
좁아진 모습(빨간 화살표)

또 엑스레이를 면밀하게 관찰하면, 디스크의 크기가 감소되어 있거나 뼈가 자라서 퇴행성 디스크가 진행된 상황도 충분히 확인할 수 있다.

이렇듯 디스크 진단과 치료의 시작은 엑스레이에서 시작한다고 볼 수 있다.

◉ 엑스레이와 추간판 내장증 진행의 연관관계

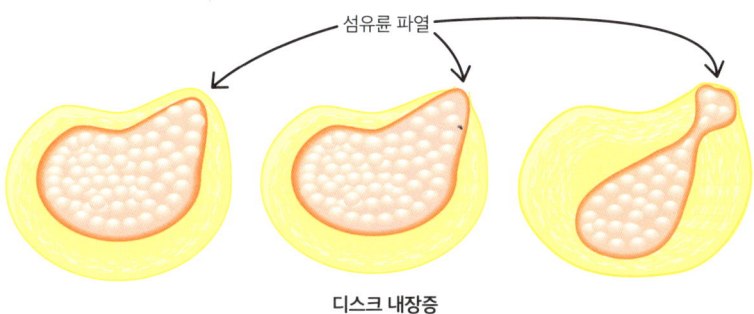

디스크 내장증

 엑스레이를 찍어보면 디스크 내장증에 대한 예측도 해볼 수 있다. 디스크 내장증이란 디스크의 중심부에 있는 수핵이 바깥으로 흘러나오지 않게 벽을 형성하는 인대 조직, 즉 '섬유륜'이 파열되면서 발생하는 증상을 말한다.

 섬유륜 손상이 발생하면 손상 범위에 따라 목 주변의 가벼운 통증, 어깻죽지 뭉침, 등쪽이 아파서 자다가 깨는 증상 등이 유발된다. 때로는 한쪽으로 목을 돌리기가 힘든 목 강직 증상도 생긴다. 이런 증상들이 있을 때 '초기 디스크'라고 부르고, 엑스레이를 찍어보면 대부분 일자목이나 거북목 형태의 목뼈 정렬을 가지고 있기 때문에 '일자목' 혹은 '거북목 증후군'이라고 부르기도 한다.

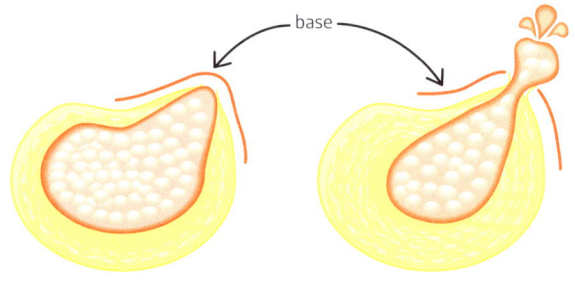

디스크 팽윤과 디스크 파열

만약 섬유륜의 파열이 중심부까지 진행되어 수핵이 바깥으로 흘러나올 정도가 되면 엑스레이 상에서는 디스크 간격이 좁아져 있는 것이 확인된다. 이때 나타나는 증상으로는 심한 목 디스크의 경우와 비슷하게 꽤 큰 날개뼈 사이의 통증, 팔이 쑤시고 저리는 방사통이 발생하기도 한다.

이렇듯 섬유륜에만 손상이 있는 상태를 '디스크 내장증'이라고 하는데, 이는 디스크 구조적 변화의 초기 단계이기 때문에 소염진통제를 복용하고 물리 치료를 시행해본다. 만일 이에도 호전이 없다면 단순 신경 치료 정도만으로도 증상이 많이 좋아질 수 있는 단계로 보면 된다.

다만 치료를 통해 증상이 좋아진다 하더라도 한번 손상된 수핵의 인대 조직은 온전한 원래의 형태로 돌아오는 것이 아니다. 목 디스크에 무리를 주는 좌식 생활이나 휴대폰을 오랫동안 숙여서 보는 행동들이 반복된다면 디스크 내장증이 다시 유발될 수 있으므로, 이 시기의 환자들은 상태가 일시적으로 좋아진다고 해도 목 통증의 악화와 호전 양상이 반복되는 단계라는 점을 인지하고 평소 생활 습관에 신경을 써주는 것이 좋다.

디스크의 퇴행성 변화

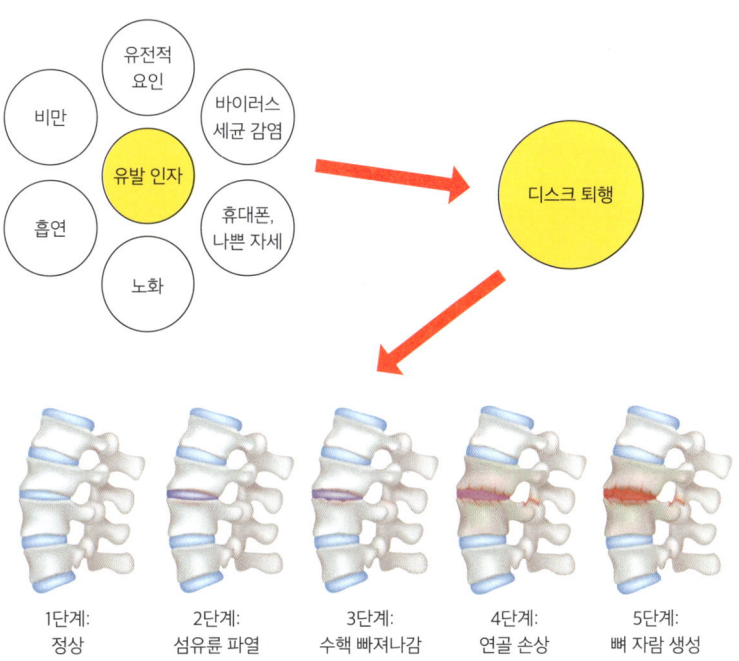

디스크 손상의 원리 및 퇴행 변화

앞서 설명한 디스크 내장증은 디스크 퇴행 초기에 발생하는 것이다. 따라서 질병 발생 연령이 비교적 젊은 층에서 생기는 편이다(2단계).

그러나 일상생활 속에서 목에 좋지 않은 나쁜 습관들이 반복되면 디스크 퇴행이 빨라지고, 탄력성이 풍부했던 디스크가 점점 약해지면서 찢어진 섬유륜 틈들로 중심부의 수핵들이 하나둘 바깥으로 빠져나가게 된다(3단계).

그렇게 수핵이 없어지면서 척추 연골이 손상되며 디스크의 탄성이 없어지고 딱딱해진다. 급기야 섬유륜 두께도 얇아지면서 종국에는 수핵의 일부가 뒤쪽으로 밀려 나오면서 신경을 누르게 된다(4단계).

그러면서 멀쩡했던 관절이나 뼈의 골막에 손상이 생기고, 이를 복구하는 과정에서 '뼈 자람(bone spur)'이 생긴다(5단계). 이것이 이웃한 척추뼈의 고리 뿌리 사이에 형성되어 척수 신경과 혈관이 드나드는 구멍인 추간공(신경 구멍)을 마치 동굴의 종유석처럼 막거나 좁아지게 만든다. 이러한 '추간공 협착'이라는 퇴행성 변화가 자리를 잡게 되는 것이다.

추간공 협착이라는 구조적 변화가 생기면 신경 압박에 의한 디스크 증상과 똑같이 목의 경직, 팔 저림, 날개뼈 깊은 곳의 쑤심이 생긴다. 그리고 이때의 증상들은 한번 자리를 잡으면 일

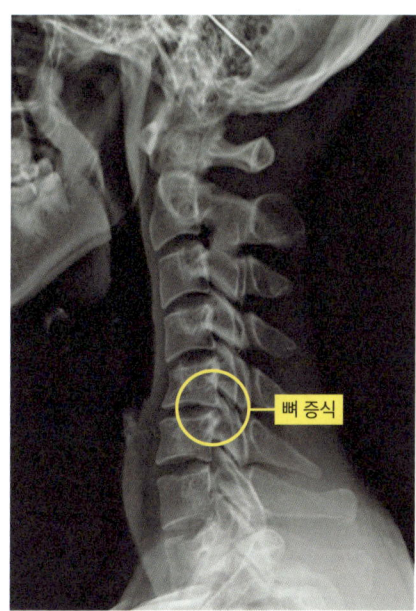

퇴행성 디스크의 뼈 증식

반적인 디스크보다 그 정도가 훨씬 심하고 주사 치료에 잘 반응하지 않아 수술적 접근을 고려해야 하는 경우도 있다.

 따라서 목 엑스레이를 통해 추간공 협착이 있는지 확인하는 것은 중요한 진단 과정이며, 이를 발견했다면 목에 무리가 갈 정도로 장시간 목을 숙이고서 일을 하거나 휴대폰을 보는 습관을 더 적극적으로 개선하는 등 생활 방식도 반드시 바꾸어야 한다.

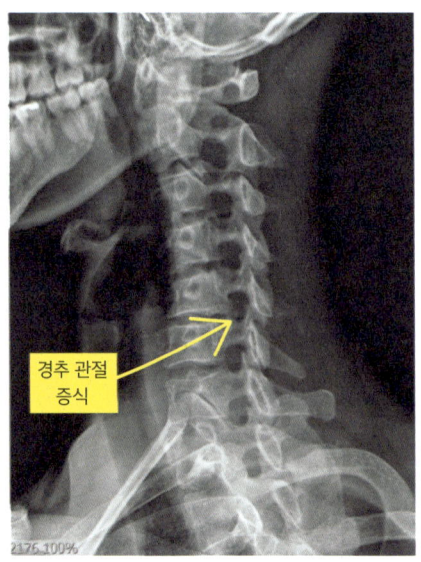

추간공을 막고 있는 경추 관절의 증식

디스크 팽윤, 디스크 파열

○ 디스크 팽윤: 디스크의 돌출

엑스레이에서 추간공의 퇴행이 많이 보일수록 환자의 섬유륜 손상도 오랫동안 심해졌다는 것을 의미한다. 이런 상태에서 MRI를 찍어보면 디스크가 돌출되어 뒤쪽 신경을 누르고 있는 경우를 심심치 않게 볼 수 있다. 이런 상태를 '디스크 팽윤'이라고 부른다.

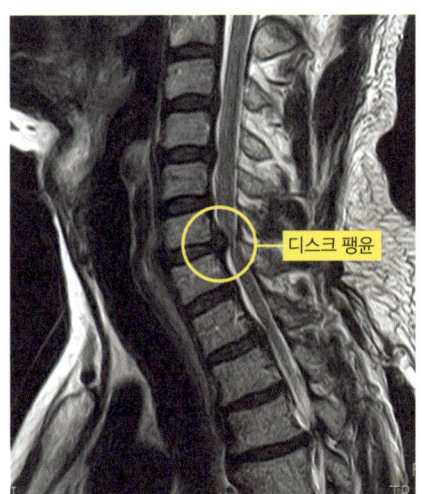

MRI 상 확인되는 디스크 팽윤

　디스크 팽윤 상태에서는 목 신경이 지나가는 부위에 압박이 심하므로 신경이 지배하는 목과 어깻죽지의 근육을 과도하게 수축시키거나 강직을 유발한다. 따라서 환자는 조금만 일해도 금세 목덜미가 뻣뻣해지고 승모근의 뭉침이 풀어지지 않는다. 또 날개뼈 속에서 기분 나쁘게 동통이 올라오면서 때로는 팔 저림, 쑤심을 호소하게 된다.

　또한 팽윤이 심한 환자는 앉아 있을 때, 운전할 때, 고개를 뒤로 젖힐 때 아픈 쪽과 같은 쪽 팔에서 저림이나 쑤시는 통증이 악화되는 특징을 보인다. 그 이유는 신경 구멍이 고개를 뒤로 젖힐 때 더 좁아져서 신경을 더 압박하기 때문이다. 평소에 퇴행성 변화가 동반되어 신경 구멍이 좁은 환자는 증상을 더 심하게 호소한다.

  때로 팽윤이 목의 상부 신경을 자극하면 머리와 안면부 신경도 덩달아 예민하게 만들기 때문에 일부 목 디스크 환자 중에는 눈알이 빠질 것 통증, 심한 편두통, 안면부의 이상 감각, 후부두와 머리에 전기 채찍을 맞는 듯한 찌릿찌릿한 신경 통증을 호소하는 경우도 있다. 거기에 자율신경계 교란까지 일어나면 어지럼증이나 울렁증, 피로감을 만들어내기도 한다.

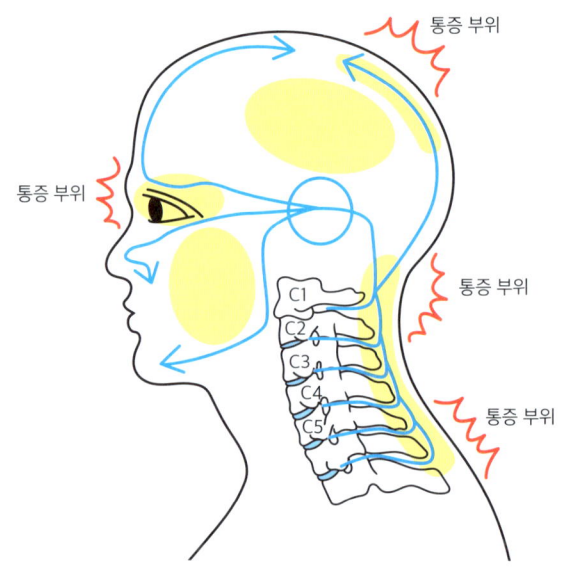

목 신경은 안면의 삼차 신경과 직간접적으로 연결되어 있어
눈 통증, 안면 감각 이상 등을 유발하기도 한다.

● 디스크 파열: 외측벽 찢김과 수핵 흘러나옴

디스크의 팽윤과 퇴행은 시간이 갈수록 뼈 구조의 안정성을 약화시킨다. 따라서 목을 혹사시키는 환경이 지속되면 디스크의 외측벽이 수핵의 압력을 견디지 못하고 찢어지면서 중심부에 존재하는 수핵이 대량으로 바깥으로 밀려 나오는 '디스크 파열'이 발생하게 된다.

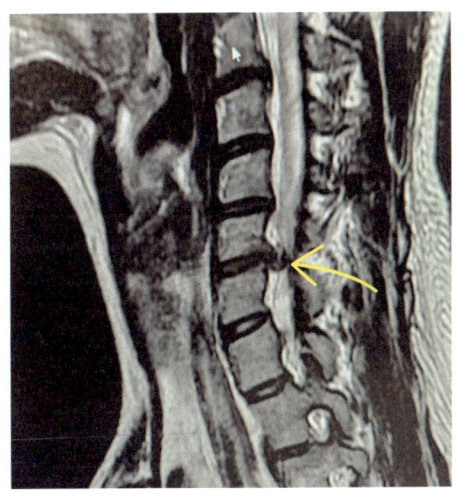

목 디스크 파열

디스크가 파열되면 흘러나온 수핵이 신경을 압박해서 신경의 산소 공급을 차단하고, 동시에 산도가 높은 수핵 성분이 신경을 부식시킨다. 이때 파열 환자는 갑자기 엄청난 고통에 어쩔 줄 몰라할 정도가 된다. 심한 경부 강직으로 목을 아예 움직이지 못하거나, 한쪽 팔이나 등 쪽으로 내려오는 통증이 너무 심해서 숨쉬기도 힘들어한다. 또 제대로 앉지도 서지도 못하는 어정쩡한 자세에서 고통스러운 신음을 내기도 하며, 혹여 기침이라도 하게 되면 자지러질 정도의 극심한 통증이 쏟아져 거의 울다시피할 정도로 괴로워한다. 만약 부식된 신경 압박이 너무 심해서 척수 마비까지 일어나면 '경수증'이라는 한쪽 몸의 감각과 근력이 상실되어 응급 수술을 해야 할 급박한 상황이 생길 수도 있다.

디스크 파열이 의심되는 경우에는 우선 MRI를 찍어 신경 손상의 유무를 파악해야 한다. 상황에 따라 응급 수술이 필요할

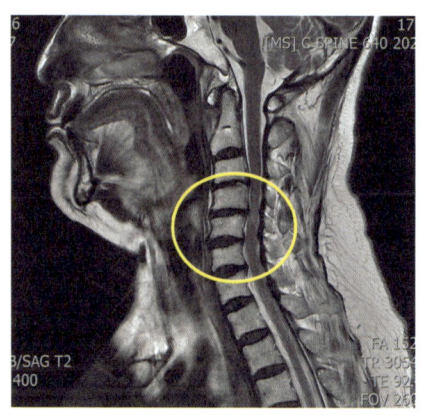

경수증: 목 신경 협착으로 팔과 다리에 마비와 감각 이상이 생긴다.

수도 있다. 마비, 근력 저하, 대소변 장애, 척수증 진행 등의 가능성이 높지 않을 경우에는 절대 안정하에 신경 치료를 빠르게 진행하여 더 이상의 신경 손상이 진행되지 않게 만들어주는 것이 중요하다.

날개뼈 통증 혹은 등 통증

목 디스크 환자에게서는 흔하게 날개뼈(견갑골) 부근에 통증이 발생한다. 5번 목 신경(C5)은 목에서 나와 팔로만 지나가는 것이 아니라, 뒤쪽으로 어깻죽지를 지나 날개뼈 안쪽을 따라 내

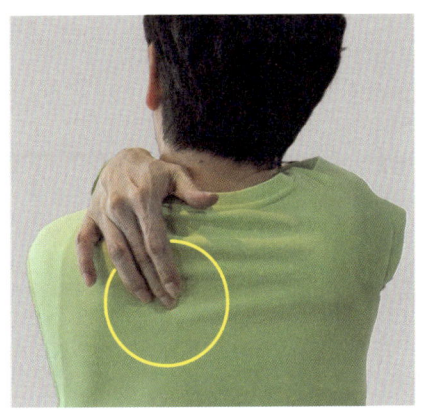

목 디스크와 연관된 등 통증 부위

려가기 때문이다. 이렇듯 목 신경에 문제가 생겼을 때 날개뼈 안쪽 통증을 유발하기도 한다.

환자 입장에서는 '목은 안 아프고 등만 아픈데, 왜 목 디스크라고 하지?'라는 의문을 가지는 게 당연하다. 하지만 아래 그림처럼 목 신경 주행 경로에 날개뼈 안쪽이 포함된다는 것을 파악한다면 날개뼈 통증을 단순 등 통증이나 근육통으로만 단정 지어서는 안 됨을 이해할 수 있을 것이다.

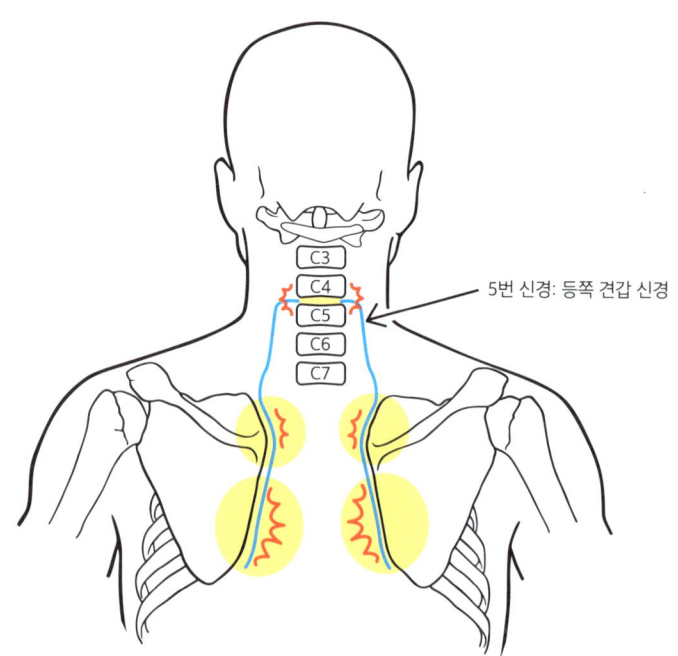

5번 목 신경이 통증을 유발하는 장소에 날개뼈 안쪽이 포함된다.

목 디스크로 인한 날개뼈 통증은 근육통 증상과는 양상이 다르다. 이 상황의 환자들은 상당히 불쾌한 느낌을 호소하며, '쑤시면서 뻐근하다.'거나 '날개뼈 깊은 곳 어딘가에서 송곳으로 후벼 파는 듯한 통증을 느낀다.'고 표현한다. 근육통으로 생긴 날개뼈 통증은 통증 부위가 좁고 정확하며, 움직일 때 많이 아픈 양상을 보인다. 그에 반해, 목 디스크로 인한 신경 통증의 경우에는 가만히 앉아 있을 때에도 아프고, 면도하면서 고개를 들 때나 미용실에서처럼 목을 뒤로 젖힐 때 등 통증이 더욱 심해지는데, 그 통증 부위의 경계가 비교적 모호하다는 특징이 있다. 따라서 날개뼈 통증이 있어서 등을 치료했는데, 그 통증이 없어지지 않는다면 목 디스크의 가능성을 따져볼 필요가 있겠다.

목 디스크의 원인

○ 목 디스크의 발생 원인

길을 걷다 잠시 주변을 돌아보면 사람들이 하나같이 고개를 숙인 채 자신의 휴대폰을 들여다보고 있는 모습을 쉽게 볼 수 있다. 최근 10여 년 전까지만 해도 자리에 앉아 거북이처럼 앞으로 목을 쑥 내밀고서 컴퓨터 모니터를 보는 시대였다면, 요즘은 고개를 푹 숙이고 있는 것이 일상이 된 시대인 것이다.

원래 목은 7개의 목뼈가 C자 모양을 유지하며 직립 자세에서 머리 무게를 목과 어깻죽지 근육들이 수축하지 않고 버틸 수 있게 해준다. 고개를 숙이거나 목을 내미는 자세에서는 목의 이 C자 곡선이 반대 방향으로 바뀌면서 무게 중심이 앞쪽으로 쏠리게 된다. 그렇게 이 자세로 시선을 아래로 유지하려면 목 근육과 등 근육 그리고 어깻죽지 근육이 계속해서 수축력을 유지하고 있어야 한다.

이런 '긴장 모드'는 차츰 목의 압력을 높이고, 목뼈 사이사이에서 목의 압력을 받아준다. 그게 오래 반복되면 탄성 유지를

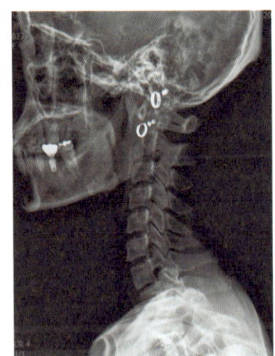 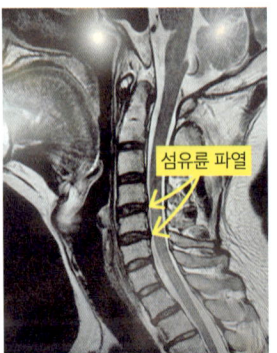 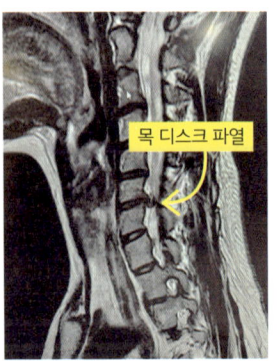

제대로 된 목뼈 　　　 섬유륜이 파열된 상태 　　　 목 디스크가 파열된 상태

담당하는 디스크의 내구성이 감소한다. 그러면서 디스크 주변의 조직들이 찢어지거나 벌어지며 '수핵'이라고 하는 디스크 중심부의 젤리 성분이 밀려 나와 신경을 누르는 순간, 목 디스크가 시작되는 것이다.

● 목 디스크가 쉽게 재발하는 이유

그런데 목 디스크는 괜찮아졌다가도 금방 통증이 재발하곤 한다. 그 이유는 무엇일까?

일단 목 디스크로 인한 통증이 회복된다 하더라도 한 번 찢어진 디스크의 경우 강력한 스프링 같은 탄성력을 잃는다. 그렇기 때문에 디스크가 발생하기 이전보다 척추 구조가 쉽게 손상되는 상태로 남는다.

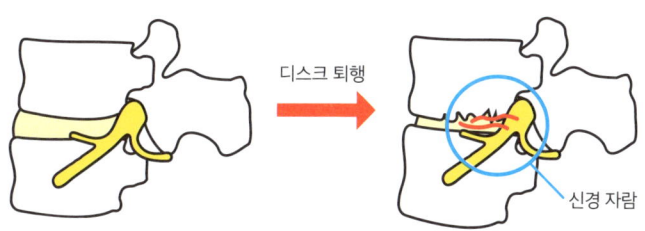

퇴행성 디스크 속으로 신경이 자라서 파고 들어간다.

디스크 손상이 반복되면 척추 신경 일부가 디스크 안쪽으로 파고 들어가는 '신경 자람'이 유발된다. 이런 상태가 되면 디스크 구조에 조금만 피로가 쌓여도 척추 신경이 금방 반응하여 통증을 일으킨다. 이것은 마치 예민한 상사가 계속 옆에 있으면서 수시로 내가 일하는 모습을 감시하는 것과 비슷하다.

원래 디스크 감지 신경들은 디스크의 압력과 컨디션을 체크해서 뇌에 보고하는 점검원 같은 역할을 한다. 그러나 목 디스크가 발병하면 이로 인해 위와 같은 신경 자람이 생기면서 디스크 압력의 작은 변화조차도 통증으로 인식하게 만들고, 그럼으로써 목 근육과 인대 힘줄들이 항상 강직 상태가 된다. 이런 상태인 환자들은 뻐근한 목, 어깨 뭉침, 팔 저림, 두통 등을 상시로 호소하며, 결국 본인의 디스크가 낫지 않고 자꾸 재발한다는 좌절감과 무력감을 느끼게 된다. 어찌 보면 우리 몸이 디스크 상태가 나빠지는 것을 더 이상 놔둘 수 없어 신경 기능을 너무 과민하게 만들어버리는 것과 같다.

요컨대, 위와 같은 과정 속에서 '변성된 구조'와 '신경 변화'가 바로 목 디스크 치료를 받아도 금세 증상이 재발되는 근본적이고 핵심적인 이유라고 할 수 있다.

목 통증 진단과 해결

● 일상생활에서 목 통증·디스크 완화와 예방

일상에서 목 디스크를 예방하거나 그 통증을 줄이기 위해서는 고개를 아래로 숙여서 사물을 보는 자세를 최소화하는 것이 좋다. 휴대폰을 볼 때 숙이는 목의 각도가 15도 이상만 되어도 척추에 가해지는 압력이 2배 이상 늘어나고, 30도 이상이 되면 5배 가까이 증가한다. 그렇기 때문에 이런 자세는 목 통증이나 결림을 쉽게 유발시키고, 장기간 이 상태가 반복되면 일자목이나 거북목이라는 구조적 변형이 생긴다.

또한 경추 건강을 위해서 목 스트레칭을 한다면서 너무 목을 끌어당기는 자세를 하면 굳어져 있던 근육, 근막이나 뻣뻣한 디스크와 척추 관절에 오히려 무리를 가할 수 있다. 따라서 스트레칭을 할 때에는 작은 각도에서 시작해서 아주 천천히 스트레칭의 가동 범위를 넓혀 나가는 것이 좋다.

그리고 오래 앉아 있는 상태에서 목과 어깻죽지 위주로만 하는 스트레칭보다는 최소한 한 시간에 한 번쯤은 일어서서 허리나 골반의 근육과 관절을 충분히 풀어준 후 시행하는 상체 전체의 스트레칭이 훨씬 효과적이다. 즉, 스트레칭할 때 상체와 하체를 같이 움직여주는 방식으로 긴장된 근육들을 풀어가는

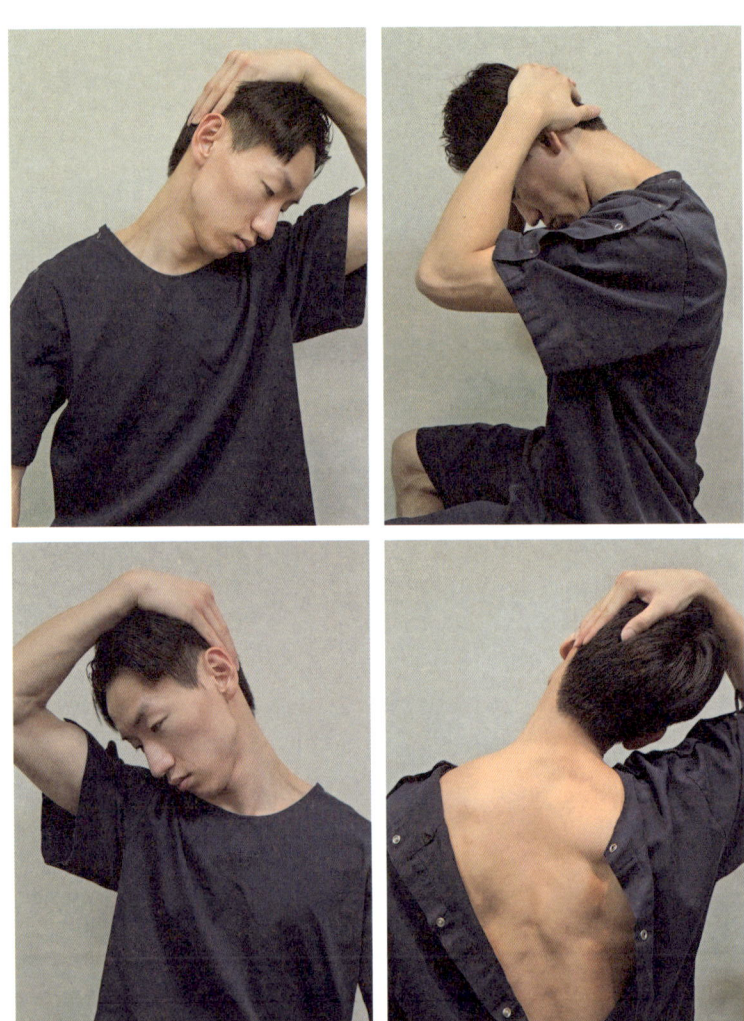

흔히 하는 잘못된 목 스트레칭:
과도한 각도로 목을 억지로 잡아당겨 반사적인 근육의 긴장과
추가적인 디스크 손상을 발생시킨다.

게 좋겠다. 그렇다면 목 건강에 도움이 되는 스트레칭은 어떻게 수행하는 것이 좋을까?

 우선 앉아 있는 자세를 먼저 확인하자. 허리와 어깨가 앞으로 굽어 있다면 '차렷' 하는 느낌으로 곧게 쭉 편다. 그리고 굽어진 어깨, 앞으로 나와 있는 턱을 살짝 안쪽으로 당겨 귀에서부터 골반까지 가상의 선이 일직선이 되도록 자세를 만들어준다. 그다음, 어깻죽지를 5~10회 정도 으쓱으쓱하는 느낌으로 올려준 후 승모근의 긴장이 풀어진 것을 느낀다. 그러고 나서 목을 좌우로 가볍게 천천히 당겨주면서 호흡을 내쉬어주고, 그다음 목을 뒤로 천천히 젖히면서 역시 호흡을 아까와 같은 리듬으로 내쉬는 동작을 3회 정도 반복한다. 그러면 목과 등 부위의 긴장이 한결 풀어지는 것을 느낄 수 있다.

 현대인들은 어쩔 수 없이 오래 앉아 있는 것이 불가피한데, 그런 상황에서 목에 긴장을 덜 주는 아주 간단한 팁을 소개하겠다. 바로 테니스공 하나를 가지고서 발바닥 마사지를 해주는 것이다. 신기하게도 발바닥에 시작된 자극이 경추에까지 영향을 줄 수 있기 때문이다. 테니스공을 발바닥 아래에 놓고서 살살 굴리며 지긋이 눌러주듯 발바닥 여러 부위를 구석구석 마사지해주면 목과 어깻죽지의 긴장을 풀어주는 데에 아주 효과가 좋다.

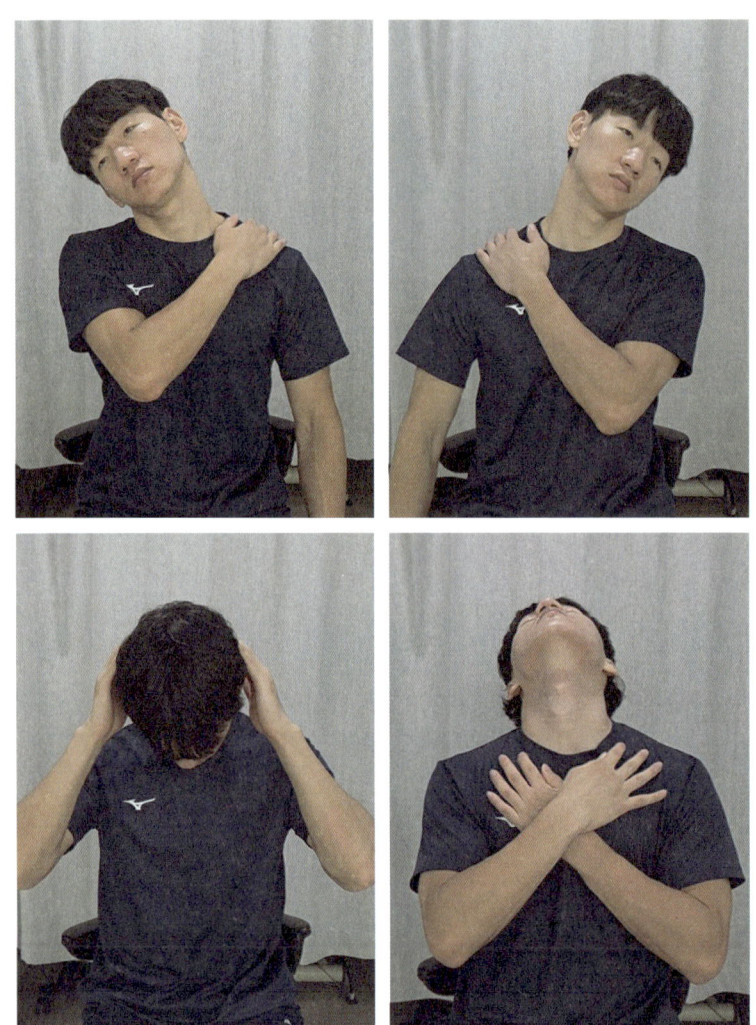

목에 좋은 스트레칭 동작들

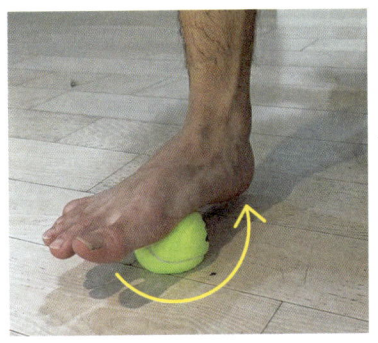 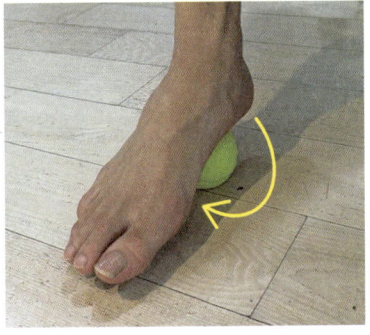

오래 앉아 있을 때 테니스공으로 발 마사지를 해주면 목 주변 근육의 이완에 좋다.

● 초기 디스크 치료 방법 1: 운동과 습관, 약물 치료

만일 목 디스크가 발생했다면 우선 목에 무리가 가는 자세를 오래 유지하지 않는 게 중요하다. 특히 목이 뻐근하고 어깻죽지가 아프거나 팔이 저린 증상이 있다면 한쪽으로 몸을 회전시키는 동작이 반복되는 골프, 테니스, 또는 무게를 감당해야 하는 피트니스 같은 운동은 자칫 뻣뻣해진 목 근육을 더 무리하게 씀으로써 신경 손상을 더 악화시킬 우려가 있다. 따라서 이런 운동은 통증이나 저린 감이 없어진 후에 하는 것이 좋다.

그리고 또 유의해야 할 것은 목이 아프고 어깨가 뭉쳤다고 풀어줘야 한다면서 과도한 마사지를 하거나, 폼롤러 등으로 뭉친 부위를 너무 많이 자극하면 오히려 문지른 부위의 조직이 손상되면서 염증이 심해져 더 붓고 딱딱해질 수 있다는 점이다. 결과적으로 이러한 이유로 통증이 더 커질 수 있음을 유의해야 한다.

그러면 단순히 목이 아프고 어깨가 뭉쳤을 때는 어떻게 하는 게 좋을까? 일단 적절한 휴식과 소염진통제 복용으로 신경과 근육 주변의 염증을 가라앉혀주고, 뭉친 부위는 반복해서 따뜻하게 온찜질을 해줌으로써 모세 혈류가 확장되어 염증 물질을 빨리 배출하도록 유도하면 웬만한 목 디스크는 자연스레 완화되며 잘 회복될 수 있다.

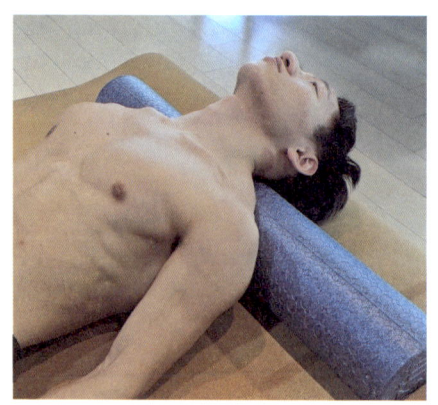

목 주변이 뭉쳤을 때 폼롤러 오용이 증상을 더 악화시키기도 한다.

때때로 근이완제를 복용해야 하는지 여부를 물어보는 환자분들이 있다. 이에 대해 언급하자면, 근이완제는 척추 부위의 통증과 함께 나타나는 근육 경련을 감소시킨다고 보고되고는 있으나, 이에 대한 과학적 근거가 완전히 밝혀지지는 않은 약물이다. 근이완제라 불리는 약물의 종류 또한 항우울제부터 근육 경련 감소제까지 매우 다양하다. 근이완제가 디스크성 근육통증에는 효과를 기대해볼 수 있겠으나, 신경 통증에는 효과가 미미하기 때문에 3주 이상의 장기간 복용은 권유하지 않는다.

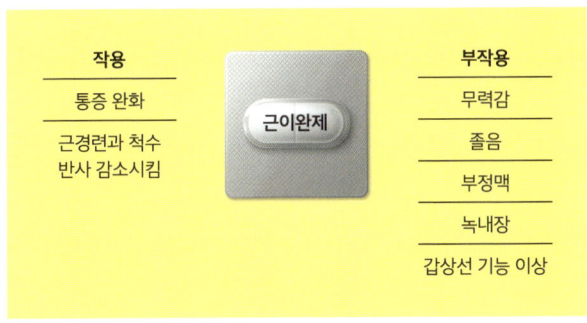

근이완제의 작용과 부작용

그러면 소염진통제는 어떤 기능을 하는 걸까? 이는 몸에 생긴 염증을 가라앉혀서 그 작용으로 통증을 줄여주는 역할을 하는 약물이다. 따라서 몸에 염증이 심하다면 이를 일정 기간 복용하는 것이 효과적일 수 있으므로 복용을 추천한다.

하지만 같은 질환에 3개월 이상 소염진통제를 먹어도 별 효과가 없다면 해당 병증은 약물 치료로는 부족하다는 의미일 것이다. 이때는 약물 치료를 더 진행할지 여부에 대해서 전문의와 상의해봐야 한다. 3개월 이상 소염진통제를 복용하는 경우에는 위, 식도의 점막 손상으로 심한 속쓰림, 더부룩함, 소화 불량, 변비 및 역류성 식도염 등의 부작용을 염두에 두어야 한다. 또 신장 기능의 손상이나 장기 복용 시 혈관 속에 혈전을 형성시켜 뇌졸중 및 심장 기능 부전 등 심각한 부작용이 도사리고 있다는 사실도 알고 있어야 한다.

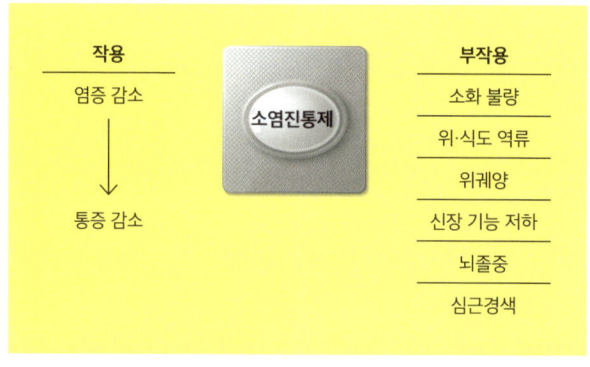

소염진통제의 작용과 부작용

● 초기 디스크 치료 방법 2: 물리 치료, 도수 치료

초기 디스크 치료 중 약물 치료 다음으로 많이 시행되고 있는 요법으로는 대표적으로 물리 치료가 있다. 보통 온열 치료, 경피적 전기 자극 치료, 초음파 치료 및 견인 치료 등을 시행한다. 온열 치료와 초음파 치료는 굳어 있는 근육을 이완시키거나 혈액 순환을 개선시켜서 근골격계의 염증 반응을 줄여주는 효과가 있고, 전기 자극 치료는 말초 부위의 통증 회로를 다른 자극으로 바꿈으로써 기존의 통증을 감소시키는 목적으로 시행하고 있다. 또한 견인 치료는 허리와 경추의 좁아진 추간판 사이를 잡아당겨서 돌출된 디스크 압력을 줄이기 위해서 시행하지만, 디스크가 심한 환자에게는 효과가 떨어진다는 단점이 있다.

근래에 유행처럼 많이 시행되고 있는 도수 치료는 근골격계의 정렬을 맞춤으로써 근신경계의 회복을 도모하고자 하는 목적으로 많이 시행되고 있다. 하지만 치료사의 술기 능력에 따라서 치료 결과가 달라지는 경향이 있다. 의사가 환자에게 직접 도수 치료를 하는 곳도 많지만, 그렇지 않은 경우에는 담당 의사가 직접 환자를 만지고 테스트하는 빈도가 적어서 환자의 증상 개선 혹은 악화의 원인이나, 실시간 환자 상태 등을 이해하는 데에는 어려움이 있을 수 있다. 또한 질환의 부위 및 변화에 대한 피드백이 다소 느려질 수도 있다.

다음으로, 흔히 요관이나 신장의 결석을 깨기 위해 시행되던

체외충격파(ESWT)도 최근에 디스크 치료 요법으로 각광받고 있다. 원래 이 치료는 신장 관련 질병을 치료하기 위한 도구로 사용되다가 조직에 일정한 강도의 충격이나 자극을 주면 조직의 재생이 증진된다는 사실을 발견하고서 손상된 조직을 재생하는 치료법으로 활용되고 있다. 하지만 이는 근골격계 손상에 비해 신경계 질환에 대한 치료 효과는 다소 떨어진다는 단점이 있기 때문에 대상포진이나 중추 및 말초 신경 질환 환자에게는 적용하기 어려움이 있는 치료법이다. 이 또한 시술자가 의사가 아닌 경우에는 환자의 상태에 대한 피드백이 실시간으로 이루어지지 않을 수 있다는 한계가 있다.

○ 중기 이후 디스크 치료 방법

만약 적절한 휴식을 취하고 소염진통제를 복용해도 통증이 지속된다면 디스크로 인한 신경 압박이 심한 상태일 가능성이 있다. 이 경우에는 압박에 의한 염증과 부종을 가라앉혀주는 신경 주사 치료를 고려해볼 수 있다.

신경 주사 치료란 '신경 차단술'이라는 이름으로도 불린다. 근본적인 치료가 아니라 단순히 일시적으로 통증을 줄여주는 치료로 알려져 있지만, 실제로는 신경의 과도한 흥분과 염증 상태를 회복시켜 정상적인 기능을 할 수 있게 도와주는 중요한

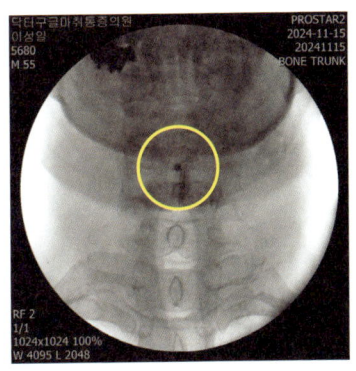
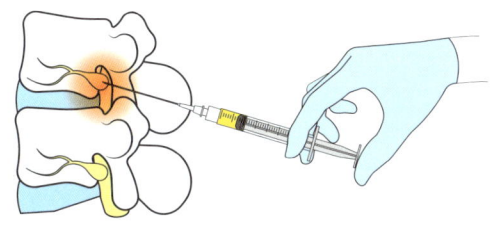

신경 차단술에 대한 의미를 제대로 알고, 오해를 바로잡아야 한다.

치료 방법이라고 이해하는 것이 더 적절하다.

사실 신경 주사 치료에 사용되는 국소 마취제의 진통 성분은 3시간 정도가 지나면 그 효과가 사라진다. 하지만 신경 주사 치료를 받고 회복된 환자들은 진통제의 작용 시간보다 훨씬 더 오랜 시간이 지나도 통증 감소를 유지하는 것이 일반적이다. 이것만 봐도 신경 주사 치료가 단순한 원리로만 운용되는 일시적인 치료법이 아님을 알 수 있다.

신경 주사 치료를 할 때에는 환자의 상태에 따라서 치료 간격을 결정한다. 만일 신경 주사 치료를 받고 1주일 이내에도 심한 통증이 줄어들지 않고 팔 저림이 지속되거나, 팔에 마비나 힘이 빠지는 증상이 생기면 MRI를 찍는 것을 권한다. 디스크 상태를 좀 더 정밀하게 확인하고 신경 종양이나 혈관종 같은

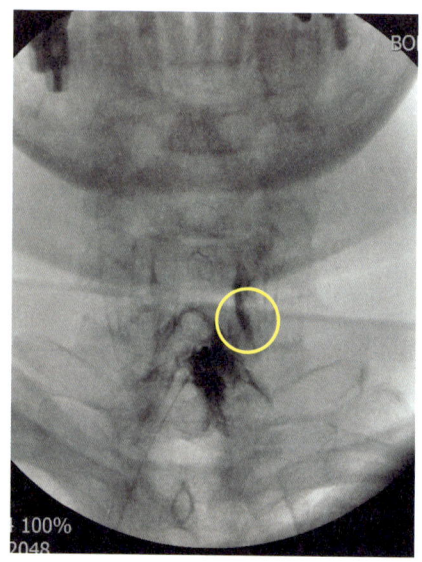

카테터를 사용한 경막 외 신경 유착 박리술

다른 질환의 유무를 빨리 감별해볼 필요가 있기 때문이다.

　MRI를 찍고서 목 디스크의 상태가 심한 것이 파악된 경우라면 '카테터'라는 얇은 관을 사용해서 디스크가 돌출된 부위로 접근하여 신경의 압박을 풀어주고 염증성 유착 물질을 제거해주는 경막 외 유착 박리술 및 신경 성형술을 시행한다. 또는 신경 공간 안쪽으로 미세 바늘을 넣어 추간공의 염증을 줄여주는 선택적 추간공 차단술을 진행할 수도 있다. 따라서 증상에 따라 해당 전문의와 상의해본 후 다양한 신경 치료 시술을 고려하길 권한다.

○ 만성적 목 디스크 치료 방법

자꾸 재발되는 목 디스크 환자에게는 '만성 통증'이라는 또 다른 복병이 있는 경우가 많다. 디스크 환자의 만성 통증이란 디스크가 회복하는 데에 필요한 치료를 적절하게 받았거나, 회복에 필요한 기간이 지났는데도 통증이 3개월 이상 지속되는 경우를 의미한다.

이런 만성 통증이 나타나는 이유는 여러 가지가 있다. 그중 가장 핵심적인 원인은 디스크성 통증 신호를 조절해주고 회복을 인정해주는 뇌-척수 회로에 문제가 생겨 병이 좋아졌어도 여전히 뇌는 회복을 불신하는 상황을 꼽을 수 있다.

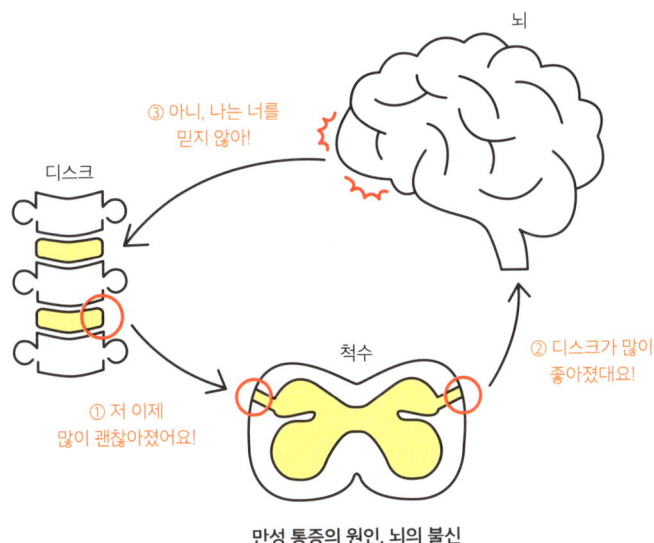

만성 통증의 원인, 뇌의 불신

○ 만성 통증 환자, 정서 지지의 중요성

이런 만성 통증 환자에게는 치료 자체도 중요하지만, 환자가 자신이 가지고 있는 통증에 대해 잘 인지하도록 담당 의사가 환자에게 정확하게 상황을 설명해주는 것도 정말 중요하다. 대부분의 만성 통증 환자는 치료를 해도 좋아지지 않는다는 생각에 고착되어 있거나, 좋아져도 자신감을 회복하기보다는 금방 재발할 것이라는 무력감과 회의감을 가지고 자신의 병을 바라본다. 따라서 만성 통증 환자를 치료할 때 의사는 환자가 기존의 통상적인 해석에 또 다시 매몰되지 않도록 신경 쓰고, 세심하게 진단과 치료를 진행해야 한다.

만성 통증 환자를 치료할 때는 단순히 디스크 치료만 계속하는 것이 아니라, 환자의 뇌 신경의 변화가 같이 발생한 자율신경 부전이나 말초 신경 장애 및 우울, 불안, 공포 등의 정서적 장애까지 함께 고려해야 한다. 그렇게 주사 치료, 약물 치료, 인지 및 정서적 치료까지 함께 진행할 때 환자의 회복 가능성을 보다 극적으로 높일 수 있다.

즉, 만성 통증 치료를 위해서는 약물에만 의존하지 않고, 신경 흥분의 경로를 최소화하는 것이 기본이 되어야 한다. 이는 통증 원인에 따라서 자율 신경계 치료까지 포함해야 할 필요가 있음을 의미한다.

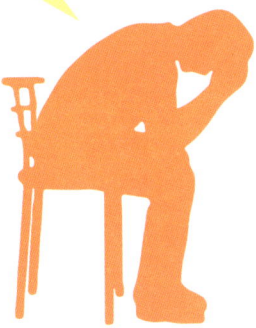
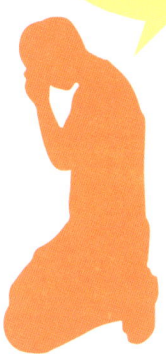

만성 통증 환자는 우울감, 고립감, 불안, 수면 장애 등
2차적 고통에 빠지기 쉽다.

    통증 회로를 이용하여 통증을 조절하는 것이 치료에서 가장 기본이 되어야 하며, 그러기 위해서는 통증에 대한 정확한 지식을 전달하여 막연한 두려움에 빠져 있는 환자의 인식이 바뀌도록 이끌어야 한다. 이러한 정서적 요소에 대한 고려가 빠진 채로는 효과적인 치료가 어렵다는 사실을 통증 전문의들이 놓치지 말아야 할 것이다.

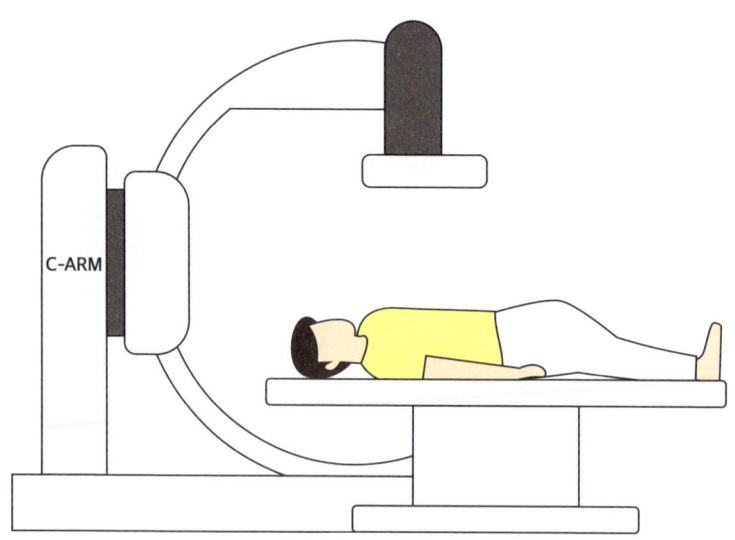

정서적 안정까지 고려해야 하는 만성 통증 치료

MRI 촬영이 반드시 필요할까?

목 디스크 진단은 MRI를 찍어도 환자의 임상 증상과 연계시키지 못한다면 비용만 많이 들 뿐 의미가 없다. 상당수 환자들이 목 통증, 팔 저림, 두통을 만성적으로 호소하는데도, 막상 MRI 상으로는 심하지 않아 보여서 정상 판정을 받는 경우가 많다. 그렇게 통증을 인정받지 못하거나, 그 원인을 제대로 파악하지 못해서 적절한 치료 타이밍을 놓치는 일이 다반사다.

그에 비해 엑스레이만으로도 MRI에서 문제가 예상되는 부분을 예견하기도 한다. 이를 통해 정확한 치료를 먼저 시행함으로써 치료와 동시에 진단을 한 번 더 검증할 기회를 만들 수도 있다.

물론 엑스레이와 MRI 둘 다 활용하는 것이 가장 정확한 방식이라는 데에는 반론의 여지가 없다. 따라서 치료에 반응하지 않는 심한 경추 통증, 강직, 팔의 마비 및 힘 빠짐 증상이 있다면 엑스레이뿐 아니라, MRI를 반드시 촬영해서 정확한 원인을 확인해보기를 권한다.

치료 사례

case 1. 디스크 파열로 인한 마비

50대 여자 환자분이 수 주일 전부터 갑자기 오른쪽 어깨와 팔이 올라가지 않는다며 내원했다. 진료실에서 팔을 올려보라고 하니 왼쪽 팔은 잘 올라가는데, 오른쪽 팔은 올라가지 않는 모습을 보였다.

이번에는 내가 직접 환자분의 오른쪽 팔을 잡고 천천히 들어올려보았는데 저항 없이 팔이 잘 올라갔다. 이로 보아 오십견이 생겨서 팔을 올리지 못하는 것은 아니고, 오른쪽 어깨와 팔에 힘이 없어서 팔을 올리지 못하는 것임을 추측할 수 있었다.

환자분에게 목이나 오른쪽 팔에 통증이 있는지 물어보니 목보다 오른쪽 어깨부터 손까지 저리다고 답했다. 즉, 목에서 오른쪽 팔로 내려가는 신경이 뭔가에 심하게 눌려서 팔에 힘이 빠진 증상이 생긴 것으로 보였다. 그렇게 나의 생각을 전하며, 목 디스크가 의심되니 바로 MRI를 찍어보자고 권유했다. MRI를 찍어보니 역시나 5번 목 디스크가 터져서 오른쪽 어깨와 팔 신경을 압박하고 있는 것이 확인되었다.

목

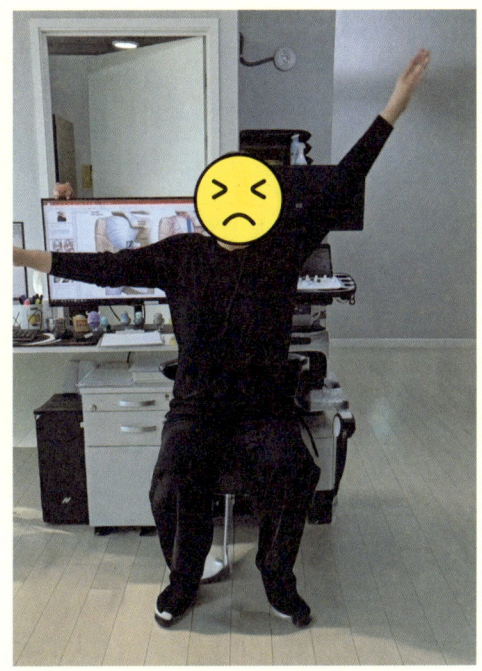

디스크 파열로 마비가 생겨 우측 팔을 들지 못하는 모습

    일반적으로 목 디스크 관련 질환에서 수술에 대한 고려가 필요한 상황을 꼽자면 팔에 힘이 빠지거나 마비가 오는 경우, 또는 다리에 힘이 같이 빠지거나 대소변 장애가 오는 경우이다. 이 환자분의 오른쪽 어깨가 이러한 증상에 해당하는 상황이라 환자분에게 지금보다 팔의 힘 빠짐 증상이 더 심해지면 목 디스크에 대한 응급 수술을 고려해야 할 수 있다고 설명했다. 이에 환자분은 당장 수술을 하는 건 원하지 않는다고 했다.

055

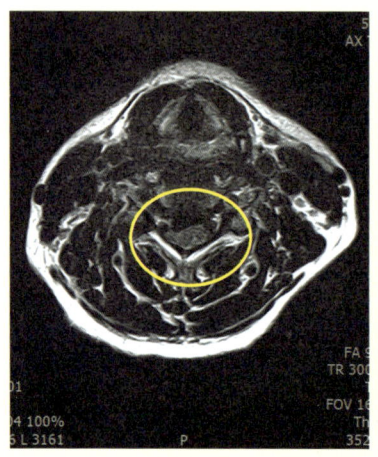
디스크가 우측 팔 신경을 심하게 압박하고 있다.

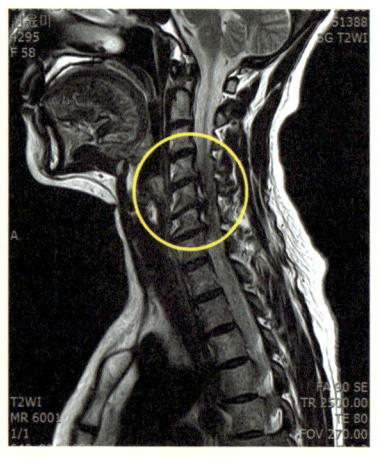
여러 부위에서 심각한 목 디스크가 확인된다.

고민 끝에 환자의 목 디스크로 인한 신경 압박과 신경 부종을 감소시켜 신경 기능을 회복시키기 위한 목적으로 신경 성형술과 디스크 시술을 시행했다. 이후 증상이 다소 개선된 모습을 보여서 수술적 고려를 미루고, 몇 차례 신경 주사 치료를 추가로 더 진행했다.

치료 결과, 환자분의 힘 빠짐 증상이 완전히 개선되어 오른쪽 팔이 정상인 왼쪽 팔처럼 잘 올라가고 움직이는 모습을 보였다. 이로써 행복하게 치료를 종결했다.

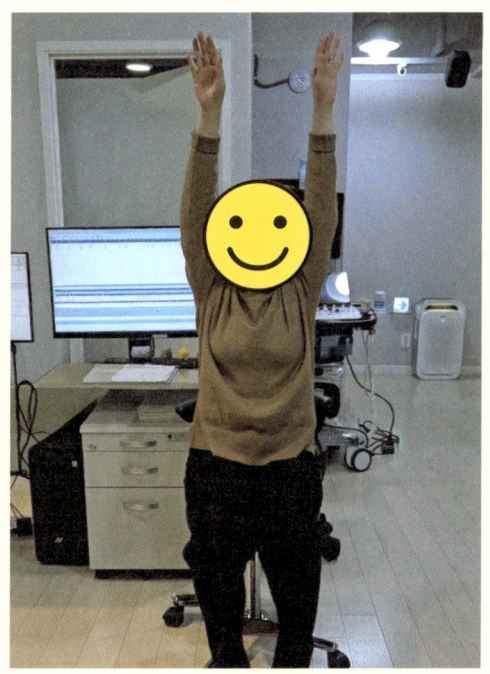

신경 치료 후 팔에 힘이 돌아온 환자의 모습

case 2. 기운 목으로 인한 급성 통증

진료실에 앉아 있는데 접수실 쪽에서 웬 비명 소리가 들렸다. 놀라서 나가보니 남자 환자 한 분이 목이 한쪽으로 꺾인 채로 조금만 움직여도 자지러질 정도의 통증 때문에 비명을 지르고 있던 것이다.

보호자로 동행한 어머니가 설명하길, 환자분은 하루 전 목 통증 때문에 다른 병원에서 침 치료를 받았는데 오히려 통증이 더 심해지면서 한쪽으로 목이 기울어지고 전혀 움직일 수 없는 상태가 되었단다. 우측으로 목이 기울어져서 꼼짝도 못하는, 일명 '기운 목' 상태로 숨쉴 때의 작은 움직임조차 목 통증을 유발하는지 환자분은 간헐적으로 '으악!' 하는 신음을 냈다.

아무래도 목에 가해진 자극이 목 디스크 증상을 악화시켜서 한쪽 근육의 심한 수축으로 인해 목이 한쪽으로 꺾인 것 같았다. 이런 자세에서는 환자가 고개를 숙이지도, 젖히지도, 한쪽으로 돌릴 수도 없기 때문에 엑스레이나 MRI 촬영은 엄두도 낼 수 없었다. 그뿐만 아니라 치료를 하려고 해도 환자가 정상적인 자세를 잡기 어려워해서 매우 곤란한 상황이었다. 그러나 환자분의 통증이 너무 심해 이제는 패닉에 가까운 상태라서 어떻게든 치료를 시행해야만 했다.

우선 환자분의 머리를 벽에 기대 움직임을 최소화시킨 상태에서 가장 아픈 목 부위와 연관된 신경을 찾아 살살 눌렀더니 환자분이 자지러질 정도로 아파하는 모습을 보였다. 그 후 최대한 다른 부위는 자극하지 않고 해당 부위를 중심으로 신경치료를 진행했다.

치료 직후 환자분은 여전히 아프다고는 하지만 숨쉴 때마다

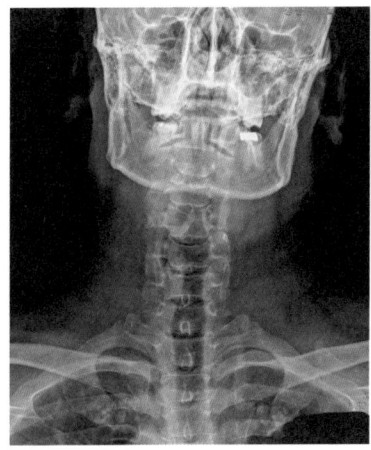 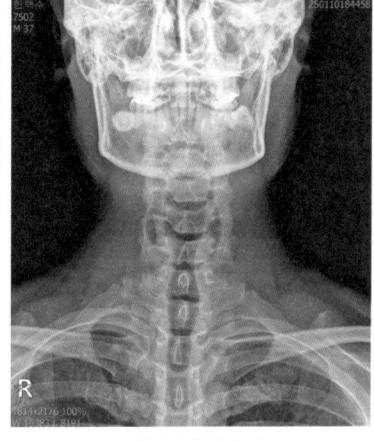

우측으로 틀어져 비대칭이 된 목   정상으로 돌아온 목

지르는 비명 소리는 한결 줄었다. 이를 확인한 후, 이번에는 연관된 다른 부위에 조심스럽게 주사 치료를 했고, 방석을 여러 개 대서 환자가 한쪽으로 기댈 수 있도록 자세를 만들어주고서 상태를 살펴보았다. 시간이 지날수록 고통스러워하는 표정이 점점 사라지는 것을 보면서 나 역시 안도의 한숨을 내쉬었다. 잠시 후 다시 환자의 상태를 확인하러 가보았더니, 그는 눈을 감고 깊은 잠에 빠져 있었다.

환자의 어머니께서 와서 그 모습을 보더니 "얘가 너무 아파서 잠을 한숨도 못 잤는데…."라며 그제야 한시름 놓고는 안도의 눈물을 훔쳤다.

극심한 경부 강직으로 인한 기운 목의 통증 때문에 황소처럼 울부짖던 젊은 남자 환자분의 새근거림이 나 역시 그 어떤 음악보다 달콤하게 들린다고 생각하며, 다음 진료를 위해 발을 옮길 수 있었다.

case 3. 목 디스크로 오인한 대상포진 합병증

60대 여자 환자분이 좌측 목과 날개뼈 안쪽이 아프고, 좌측 겨드랑이 안쪽부터 새끼손가락 쪽까지 전기 스파크가 튀는 것처럼 찌릿찌릿한 통증과 간헐적으로 화끈거리는 작열감, 그리고 감각이 둔한 것 같은 이상 증상이 있다며 보호자인 남편분과 함께 내원했다.

환자분은 이미 이 증상 때문에 한의원에서 침 치료를 받다가 호전이 없어 대학병원에서 MRI를 찍고는 목 디스크 진단을 받았다고 했다. 이에 주사 치료와 약물 치료를 받았으나 전혀 호전이 없었단다. 다시 관절 전문 병원에 가서 도수 치료와 충격파 치료, 그리고 목 디스크 시술까지 받았음에도 불구하고 통증에는 호전이 없어 여기까지 찾아오게 됐다고 했다.

환자분은 목과 어깻죽지의 통증과 팔 저림 증상이 있었고,

MRI 상에서도 디스크 소견이 보여서 충분히 목 디스크로 진단할 수 있는 상태였다. 그러나 면밀하게 관찰해보니 몇 가지 부분에서 이상한 점이 있었다.

첫 번째로 주시할 점은 주사 치료와 전문적인 디스크 시술을 받았음에도 불구하고 통증 개선에는 전혀 효과가 없었다는 것이다. 그리고 목을 아픈 쪽으로 꺾어서 디스크 유무를 판단하는 테스트를 진행했을 때 통증이 더 증가하지 않는다는 점도 미심쩍었다. 마지막으로 좌측 팔 신경의 통증 양상으로 일반적인 디스크 압박 증상인 뻐근하고 쑤시는 통증이 아닌, 찌릿찌릿하고 화끈거리는 작열감을 호소하는 것이 이상했다. 이는 마치 대상포진 환자들이 주로 불편해하는 증상과 비슷해 보였기 때문이다.

"혹시 밤에 잘 때 통증이 더 심해지세요?"

내 질문에 환자분은 연신 고개를 끄덕이면서 밤만 되면 더 아프고 화끈거려서 아주 죽을 맛이라며, 잠을 잘 수 없어 괴롭다고 대답했다.

'아무리 봐도 이건 대상포진 같다.'

강하게 오는 느낌을 지울 수 없어 환자와 남편분께 "이전에 포진이 없는 대상포진에 걸렸었고, 지금은 그 합병증으로 고생하시는 것 같다."라고 설명했더니 쉽사리 수긍이 안 간다는 듯

둘 다 의아한 표정으로 나를 쳐다보았다.

"대상포진은 피부에 뭐가 나는 게 아닌가요? 저는 아무것도 안 났는데 대상포진이라니 이해가 안 가는데요?"

다른 병원에서는 다 목 디스크라고 하기에 목 디스크 치료를 효과적으로 받아보기 위해서 먼 데서 여기까지 찾아왔는데, 보자마자 의사가 '당신의 통증 원인은 디스크가 아니라 대상포진입니다.'라니 환자분 입장에서는 당연히 바로 납득되지 않을 수밖에.

"왜 선생님만 제 병이 대상포진이라고 하는 건가요?"

환자분의 질문에 좀 전에 내가 이상하게 생각했던 3가지 이유에 대해서 열심히 설명했다. 병의 원인이 등 쪽 신경에 문제가 발생했기 때문임에도 주로 목 쪽 신경만 집중적으로 치료했기 때문에 통증이 나아지지 않았던 것 같다는 설명까지 추가하고, 이에 대한 해결 방향에 대해서도 덧붙였다.

목이 아니라 등 쪽 신경을 치료해야 한다는 설명에 환자분은 이해할 수 없다는 듯 실망스러운 표정을 지었지만, 옆에 있던 남편분에겐 이 설명이 기존 병원에서의 설명보다 더 와닿았던 것인지 "여보, 여기까지 왔으니 의사 선생님 말씀대로 해보는 게 어때?"라며 부인을 설득했고, 결국 환자분은 치료를 받아보기로 했다.

그래서 대상포진 바이러스가 발생했을 것으로 예상되는 등쪽 신경 부위에 신경 주사 치료를 했고, 환자분에게 이틀 후 다시 내원하라고 말했다.

이틀 후 환자분은 혼자서 내원을 했고, 나는 환자분께 이틀 동안 밤에 통증이 심했는지 물어보았다.

"밤에 잘 때 예전보다 아프지 않아서 간만에 잠을 잘 수 있었어요!"

다행히 야간 통증은 예전보다 감소해 있었고, 옆에서 지켜본 남편 역시 경과를 보고서 이 치료 방향에 신뢰가 간다면서 환자분께 열심히 치료받으라고 독려해주었단다. 통증이 발생한 이후 처음으로 혼자 운전까지 하고 병원에 올 수 있었다는 환자분의 표정은 이틀 전 처음 봤을 때보다 훨씬 편안해 보였다. 본인도 통증이 많이 사라진 것이 신기하고 기쁜 눈치였다.

그 이후에 환자분은 한 달간 열심히 대상포진 치료를 받았고, 거의 다 나아서 가끔 피곤하고 힘들 때 나타나는 증상 외에는 아무렇지 않다고 했다. 그래서 이제는 불편할 때만 찾아오면 되고, 후유증이 생긴 신경은 흉터처럼 간헐적으로 아플 수 있지만 재발하는 증상이 아니기 때문에 막연하게 두려워할 필요가 없다는 설명까지 했다. 그렇게 통증을 다스리면 어느 순간 완전히 그 후유증까지도 없어질 거라고 했더니, 환자분의 표정이 밝아지며 안심했다. 그렇게 공식 치료는 종결하였다.

대상포진은 피부에 수포와 발적, 궤양 등이 특징적으로 나타나는 질환으로 신경 통증을 유발하지만, 때로 수포가 없는 대상포진도 있다. 임상적으로 대상포진을 많이 보거나 치료 경험이 많은 의사만이 환자의 증상 및 통증 양상을 보고 직관적으로 알 수 있을 정도로, 수포 없는 대상포진은 진단하기가 쉽지 않은 아주 고약한 질환이다.

이 수포 없는 대상포진은 어디에 발생하느냐에 따라 별별 증상을 보인다. 예를 들어, 얼굴에 발생하면 삼차 신경통, 치통 및 턱 관절 통증으로 오인하여 엉뚱하게 발치를 하거나 임플란트, 보철 등의 시술을 하기도 하고, 심지어는 불필요한 수술까지 받는 경우도 있다.

마찬가지로 목이나 허리에 발생하면 목·허리 디스크 및 협착증 진단을 받을 수도 있고, 원인을 알 수 없는 흉통, 복통 및 성기 부위 통증을 만들기도 한다. 그러다 보니 내과적인 검사만 받고서 소화제나 심장약을 복용하다가 뒤늦게 여기까지 찾아와 회복된 사례가 있을 정도로 신경 통증의 양상은 희한한 모습으로 환자를 괴롭히는 질환이다.

그러나 뒤늦게 발견되어도 신경 질환의 한 속성을 가지고 있기 때문에 정확하게 잘 치료만 받는다면 다소 시간이 걸릴지언정 대부분의 환자들은 이전보다 증상이 많이 완화될 수 있다. 따라서 원인을 알 수 없거나 치료를 잘 받아도 호전되지 않는 다양한 형태의 통증이 있다면, 신경학적 치료에 대해서도 염두해보고 관련 전문의를 찾아 상의해보는 것을 추천하고 싶다.

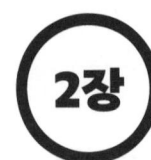

허리 통증

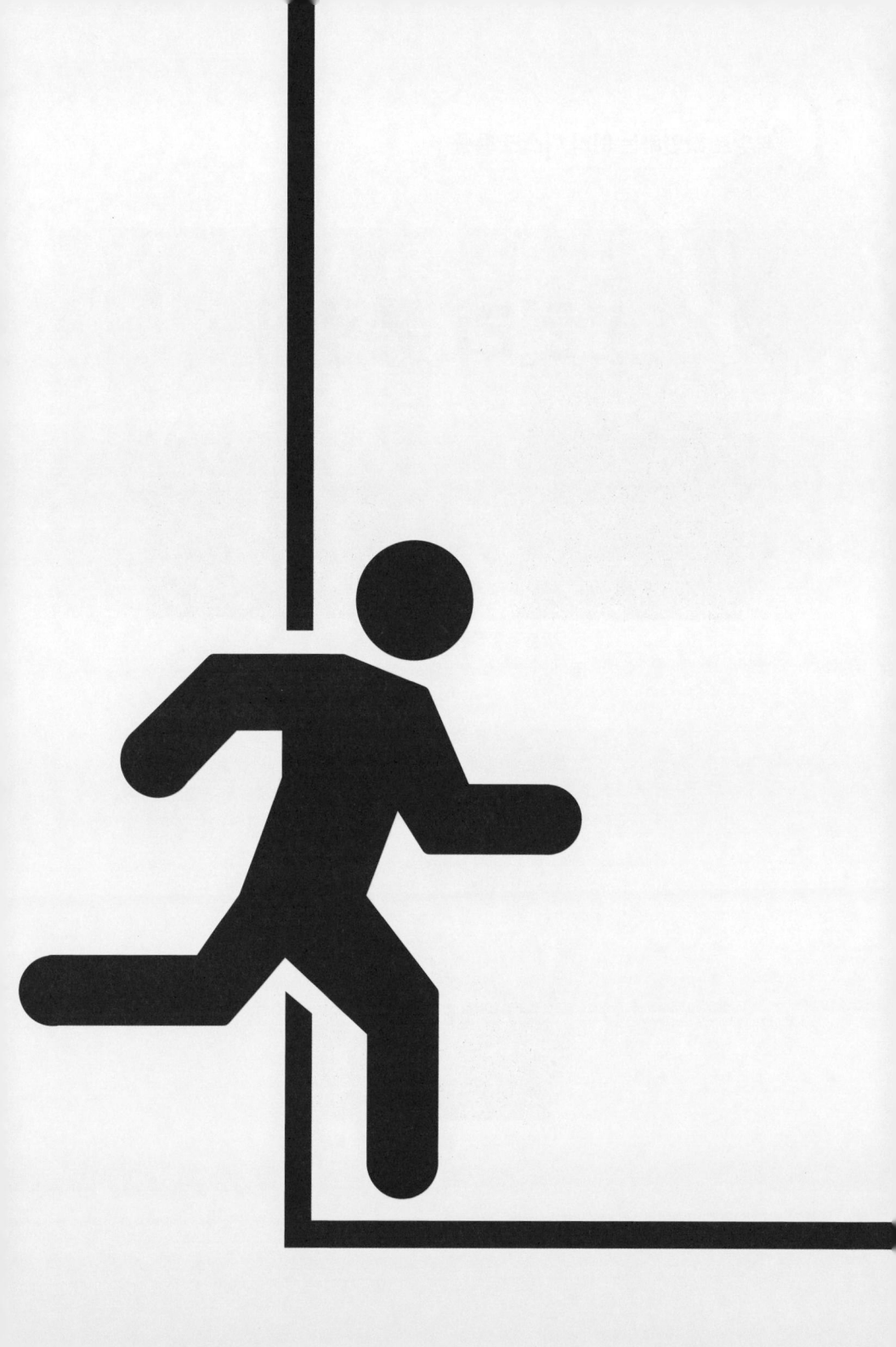

부위로 확인하는 허리 디스크 통증

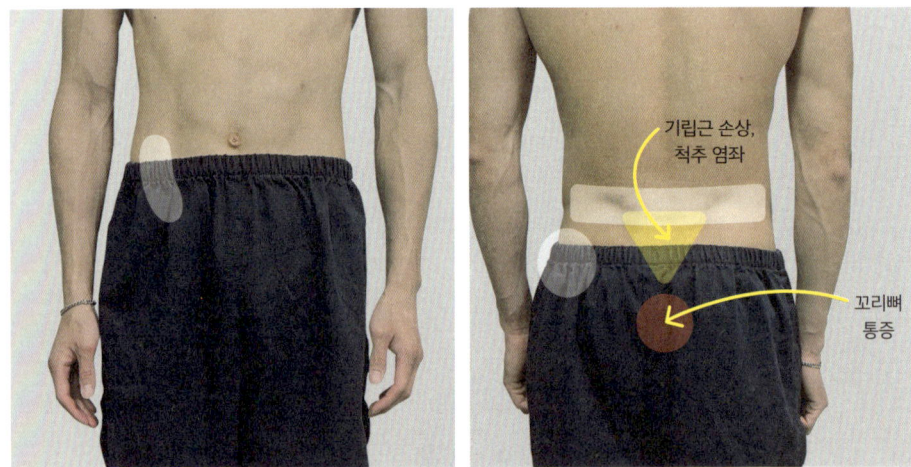

요통 환자가 흔하게 느끼는 통증 부위

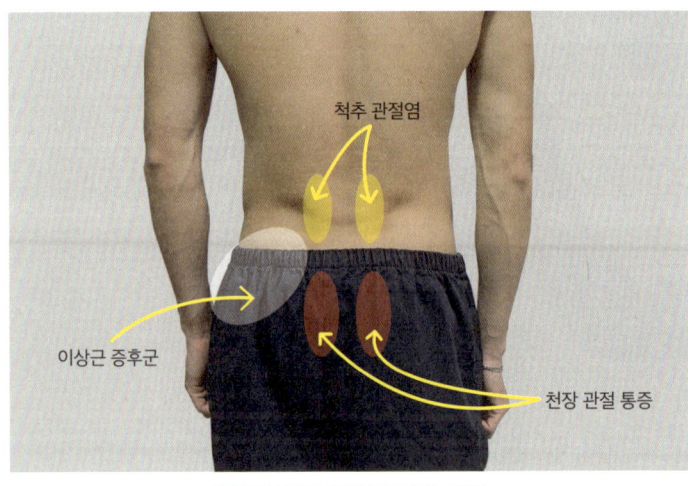

허리 디스크와 흔하게 동반되는 질환

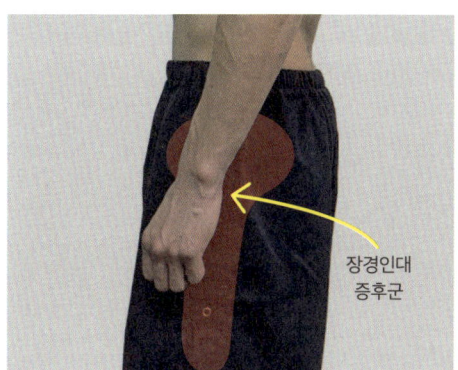
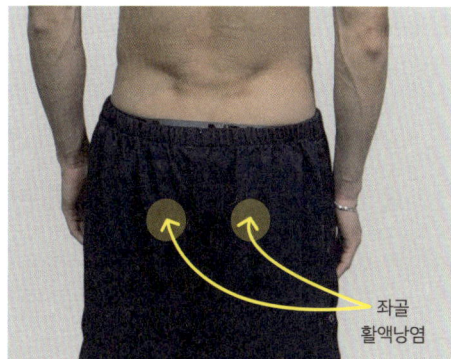

장경인대 증후군

좌골 활액낭염

허리 디스크와 흔하게 혼동되는 질환

증상으로 보는 허리 통증 자가 진단

증상	진단
허리가 뻐근하거나 당기는 느낌이 있다. 앉았다 일어날 때 불편하지만 일상생활은 가능하다. 충분한 휴식 후 증상이 완화된다.	단순 요통 (근육성 통증)
허리 통증이 엉덩이나 허벅지까지 퍼진다. 오래 앉아 있거나 무거운 물건을 들면 통증이 심해진다. 다리가 저리거나 당기는 느낌이 있다.	초기 허리 디스크
허리 통증이 지속되며, 다리에 저림 또는 통증이 나타난다. 오래 걷거나 자세 바꾸는 것이 어렵다.	중기 허리 디스크
다리에 힘이 빠지거나 마비 증상이 나타난다. 대소변 조절이 어려워지거나, 일상생활에 큰 지장이 생긴다.	말기 허리 디스크 (수술 고려 가능성)

허리 건강의 원리

대부분의 사람들은 근력이 부족해서 허리가 아프다고 생각한다. 그래서 근력을 키움으로써 허리 통증을 예방하고 회복할 수 있다고 믿는다. 하지만 이것은 일부는 맞고, 일부는 잘못된 이야기인 것 같다.

통증 전문의로서 다양한 사례의 환자들을 치료했는데, 허리 통증으로 내원한 환자들 가운데 근육에 문제가 있던 경우는 극소수에 불과했다. 오히려 건강하고 튼튼한 근육을 가진 운동선수나 젊은 연령대의 환자들 가운데 척추 상태가 심각한 경우가 많았다. 그렇다면 근력 문제가 심하지 않거나, 비교적 정상 근육을 가지고 있는 사람들에게도 허리 통증이 생기는 이유를 어떻게 설명할 수 있을까?

허리 통증을 일으키는 본질적인 원인에는 단순한 근육 문제보다, 여러 허리의 구성 요소들이 존재하면서 이들이 다양한 경로로 통증에 관여하고 있다고 보아야 맞을 것이다. 그리고 척추 구조의 구성 요소들이 서로 정상적인 협조를 하지 못하는 과정에서 근육의 문제가 더 부각되었다고 인식하는 것이 더 설득력 있다. 그렇기 때문에 먼저 허리를 구성하는 요소들을 살펴보고 그 기능을 알아본 후에 '허리 통증'이라는 병리적 현상의 근원지를 찾아보는 것이, 무조건 근육 문제로 파악하는 것보다 통증 탈출을 위해 우선되어야 할 일이다.

척추 구조물과 기능

● 5개의 척추뼈, 요추

우리가 신체 부위 중 '허리'라고 부르는 부분은 '요추'라는 5개의 척추뼈가 몸 중심에서 수직으로 양쪽 골반뼈 위에 세워져 상체에서 내려오는 압력을 받아주고, 일부는 양쪽 다리로 힘을 분산시켜주는 핵심 장소라고 할 수 있다.

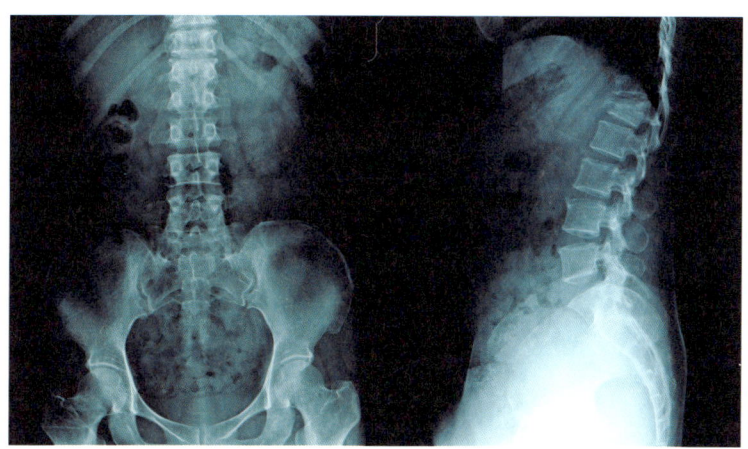

요추뼈와 골반뼈는 상체의 압력을 받쳐주고 양쪽 다리로 분산하는 기능을 한다.

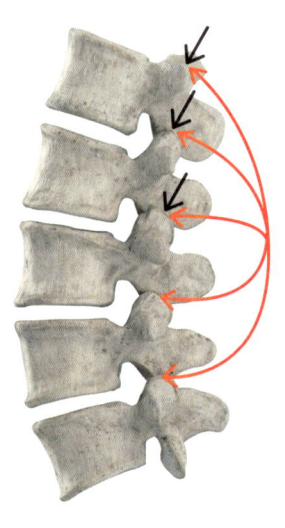

척추 관절의 위치

5개의 요추뼈 사이사이에는 완충 역할을 극대화할 수 있도록 연골과 디스크가 샌드위치의 햄처럼 끼어 있고, 그 뒤쪽으로 척추 관절이 인대들에 감싸져 원활하게 움직일 수 있게 만들어준다. 그리고 마지막으로 허리의 움직임을 우리의 의지대로 만들거나 유지하도록 근육과 힘줄이 위치에 알맞게 연결되어 있다.

이렇게 허리를 구성하는 척추뼈부터 디스크, 관절, 인대, 힘줄, 근육, 근막까지 배열된 각 구성 요소들은 각각 제 임무만 수행하면 되는 독립적인 구조가 아니다. 단 한 가지라도 원하는 동작을 만들기 위해서는 모든 요소가 협조적인 시스템 속에서 동시에 같이 움직여야 한다는 점에서 허리 통증이나 허리 디스크의 원인은 생각보다 단순하지 않음을 짐작할 수 있다. 이는 요통은 한 가지 문제라도 생기면 연쇄적인 사슬의 고리를 만들어 얽히고설킨 문제를 만들 수 있음을 시사한다.

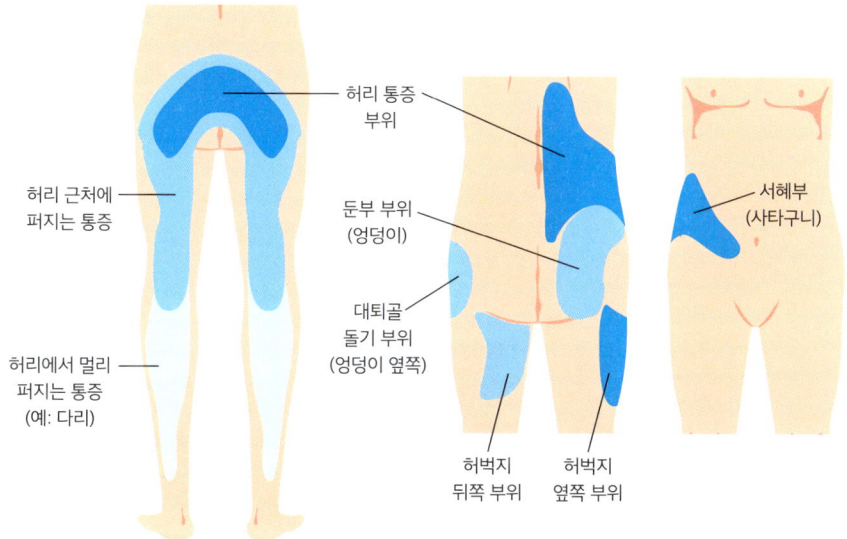

척추 관절에 문제가 있을 때 흔히 생기는 허리 통증 부위들

○ 척추 관절과 허리 통증

척추뼈, 연골, 디스크, 인대, 근육, 힘줄, 근막 등은 '허리'라고 부르는 구조의 안정성과 운동성을 함께 분담하고 있다. 척추에도 관절이 있다는 사실을 모르는 사람들이 의외로 많다. 그래서인지 척추 관절에도 무릎이나 손가락처럼 퇴행성 관절염 같은 질환이 생길 수 있다는 사실 역시도 대부분이 생소해하는 편이다.

이러한 척추 관절이 약해지거나 또는 여기에 퇴행성 염증이 생긴다면 허리 디스크 손상이나 파열처럼 요통을 만들 수 있다. 또 척추뼈 자체에도 연골이 있는데, 이 연골이 손상되면 척추뼈에 변형이나 석회화가 진행된다. 이러한 척추뼈의 연골 손상 역시 허리쪽 통증에 영향을 주게 된다.

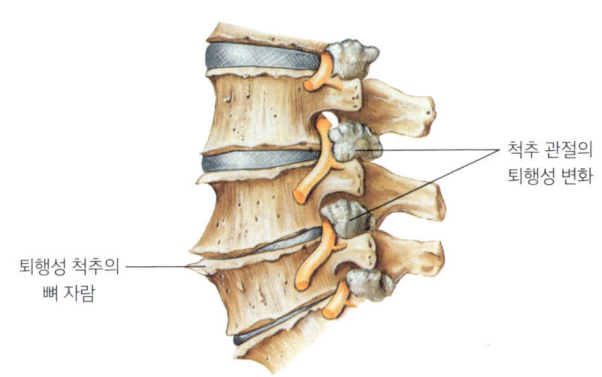

퇴행성 척추의 변화

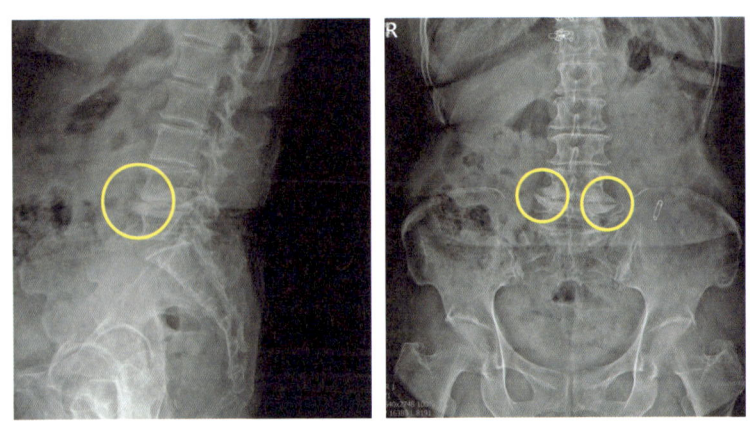

엑스레이로 확인하는 **퇴행성 척추의 뼈 자람 현상**

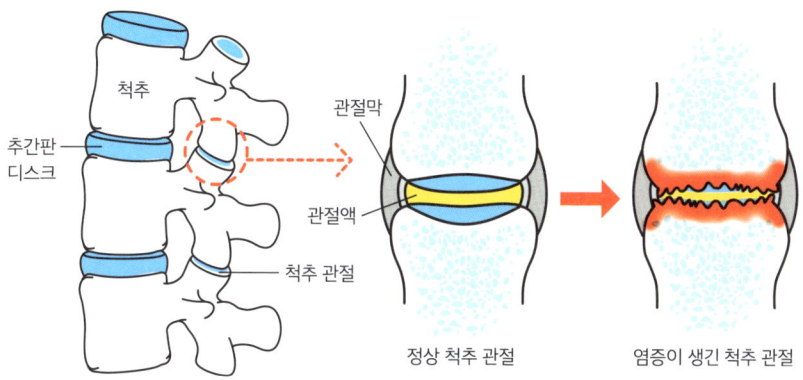

관절염이 생긴 척추 관절의 모습

● 척추뼈 연골과 디스크

척추의 연골은 척추 관절에도 있지만 척추뼈에도 존재한다. 척추뼈 연골은 디스크의 위아래에 존재하고, 척추의 움직임에 따른 디스크와 뼈의 마찰로부터 디스크를 보호하는 역할을 담당한다.

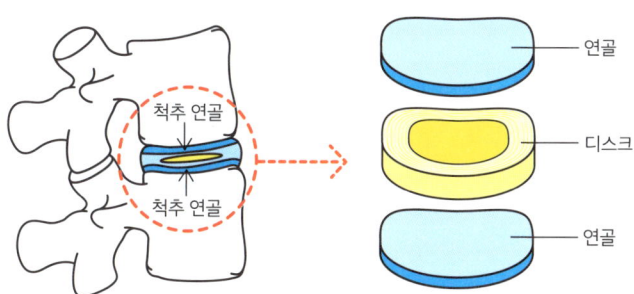

디스크 위아래에 존재하는 연골

디스크는 중심부의 '수핵'과 주변의 '섬유륜'이라는 인대 조직으로 구성되어 있는데, 중심의 수핵은 끈적끈적하고 탱글탱글한 젤리 같은 성분으로 되어 있다. 섬유륜은 이 젤리가 밖으로 새어 나오지 못하도록 다양한 방향에서 장벽을 형성하여 강력한 방어막 역할을 한다. 그런데 이 섬유륜이 반복적으로 자극되어 안쪽에 있는 수핵이 흘러나오면서 신경을 건드리면 통증을 유발하게 되는 것이다.

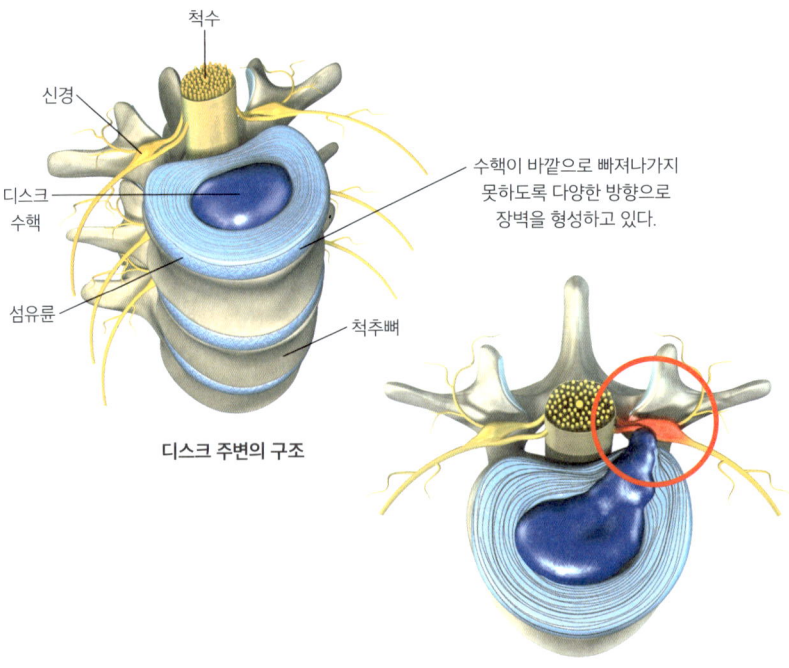

디스크 주변의 구조

안쪽 섬유륜 장벽이 찢어지며 수핵이 밀려 나오는 모습

척추 구조물, 상호관계가 중요하다

앞서 언급한 것처럼 허리 혹은 척추라는 구조는 다양한 기관들이 유기적으로 협력하는 생체 구조이다. 그렇기 때문에 각 구조물들이 상호관계를 유지하면서 자기 역할을 잘 수행하고 있다면 척추 구조물의 손상이 덜하고 퇴행성 변화도 느리게 진행된다. 당연히 요통이 생길 가능성이 줄어든다.

반대로 근육부터 연골, 관절, 인대, 힘줄, 신경 등 척추 구조의 유기적 연결이 방해를 받는다면 척추에 피로가 누적되고 미세 손상이 발생하기 쉬우며 자기 회복의 속도도 느려져 쉽게 요통이 생길 수 있다. 그러면서 시간이 지나면 퇴행적 구조 변형으로 인해 만성 질환이 생길 가능성이 높아지는 것이다.

요추는 서 있을 때, 앉아 있을 때, 앞으로 숙일 때 모두 체중 이동으로 발생하는 압력을 견뎌내야 한다. 보통 앞으로 숙이거나 앉아 있을 때 허리가 받는 압력은 서 있을 때보다 2배 이상 증가한다. 또한 요추는 누워 있을 때에도 허리를 밑에서 잡아당기는 중력에 버틸 능력을 가지고 있어야 제 기능을 제대로 한다고 볼 수 있다. 그렇게 건실한 상태의 요추가 아닌 경우, 아침에 일어나면 항상 허리가 뻐근하고 불편한 증상들이 생기게 된다.

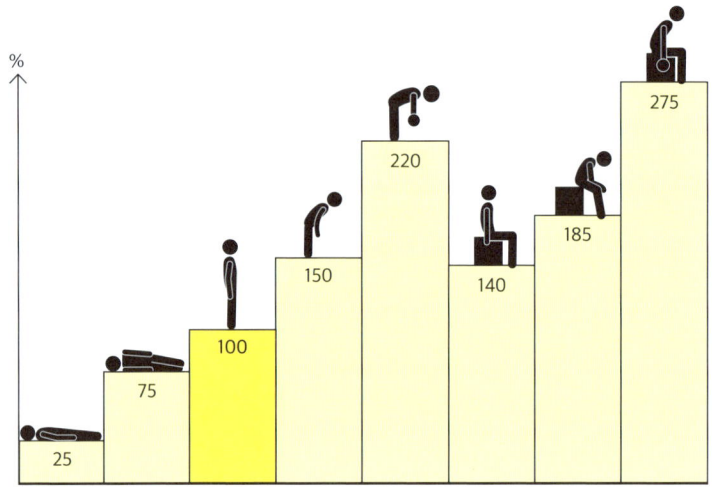

동작에 따라 요추가 받는 압력의 크기(서 있을 때를 100이라고 가정했을 때)

일부 허리 통증 환자들은 잠을 자고 아침에 일어나면 허리가 더 아프다고 호소한다. 이 경우는 척추 구조의 비협조성으로 신축성이 감소하면서 자는 사이에 허리가 쉬지 못하고 더 뻣뻣해져 새벽이나 아침에 일어났을 때 통증을 느끼게 되는 것이다. 이렇게 회복 탄력성이 떨어져 있는 상태가 바로 척추의 운동 관여 부위의 복잡한 상호 작용 그물망이 찢어져 있음을 암시하는 대표적인 증상이다.

따라서 허리 통증을 가지고 있는 환자분들이 회복을 하기 위해 세워야 할 치료 방향과 전략은 단순히 근육 강화가 아닌, 어떻게 하면 척추 구동 부품들의 유기성을 회복시키고 유지할 것인지에 초점을 맞추어야 한다. 그래야 더 효과적인 치료 결과를 끌어올 수 있을 테니 말이다.

허리 디스크의 원인

● 디스크 질환의 전형적인 병리 현상

허리 디스크는 보통 척추 건강에 악영향을 주는 행위, 즉 오래 앉아 있거나 앞으로 숙여서 물건을 드는 자세, 무리한 운동 등이 허리의 압력을 과도하게 높여 디스크 구조에 손상을 주고 척추 신경을 물리적·화학적으로 자극하여 발생한다.

이러한 디스크 질환의 전형적인 병리 현상을 살펴보자. 먼저 디스크를 둘러싸고 있는 '외벽(섬유륜)'에 가해진 압력 때문에 이에 균열이 생기고, 이렇게 균열된 틈으로 '수핵'이 흘러나와 신경이 지나가는 공간을 점유한다. 시간이 지나면서 퇴행성 변화가 동반되어 이의 회복 능력이 감소하게 된다. 이런 병리적 변화는 치료에 대한 반응성을 낮게 만들고, 재발률을 높이는 등 부정적인 연쇄 반응을 유발하는 특성을 내포한다.

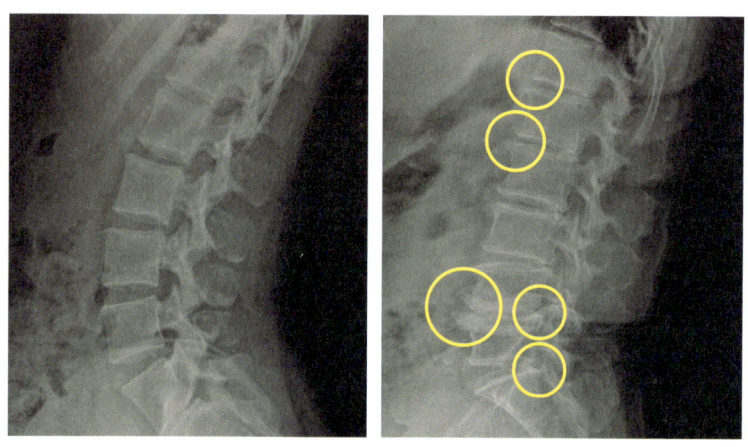
정상 척추뼈와 척추뼈 간 간격이 좁아진 퇴행성 척추뼈의 비교

○ 급성 요통의 원인 1: 삐끗한 허리

일반적으로 급성 요통은 척추에 미세 손상이 누적되면서 척추 구조가 약해져 기존에는 아주 가볍게 했던 일상적인 동작들, 가령 세수하기, 머리 감기, 바닥의 물건 집기, 양말 신기, 바지 입기, 기지개 켜기 또는 단순히 앉아 있다가 일어서기 등으로도 갑자기 허리에 뜨끔한 불쾌감을 느끼다 점점 통증이 심해지는 양상을 보인다.

이런 상태를 흔히 '허리를 삐끗했다.', '허리가 놀랐다.' 식으로 표현한다. 척추 미세 손상은 복구되는 범위에서는 겉보기에 큰 문제를 일으키지 않는다. 그러나 회복 범위 밖에서 손상이 반복되면 근육에 피로가 쌓이고 근막이 뻣뻣해지면서 갑작스러운 동작에 '단축(shortening)'을 일으키는 현상인 '요추의 좌상 혹은 긴장'을 유발하게 된다. 이렇게 길이가 짧아져서 뭉쳐 버린 근육은 보통 2, 3일 정도 지나면 저절로 회복되기 때문에 안정을 취하면서 따뜻한 온찜질을 해주며 지내면 좀 나아진다. 그러나 근막 손상이 반복되면 '근막 통증 증후군'이라는 단축성 근육 질환이 생겨서 만성 요통으로 발전하기도 한다. 따라서 증상이 심할 때에는 마사지나 스트레칭으로 근육을 풀려고 하기보다는 소염진통제를 복용하거나 근막의 단축을 풀어주는 침 치료, 주사 치료가 도움이 될 수 있다.

추가로 덧붙이자면, 평소 허리 질환이 있는 분들은 척추 피로가 정상인보다 높은 상태이므로 이런 '요추의 좌상 및 긴장'이 더 잘 생긴다. 이와 더불어 회복 기간도 더 느리기 때문에 심부 손상으로 진행되지 않도록 일상에서 여러 동작을 할 때에 좀 더 주의를 기울여야 한다.

○ 급성 요통의 원인 2: 인대, 힘줄의 손상

급성 요통의 원인 중에는 척추 관절이나 인대 같은 심부 조직의 손상으로 발생하는 허리 통증도 있다. 단순 요통은 대부분 휴식을 취하면서 소염진통제를 복용하면 회복되지만, 척추 관절이나 인대 손상은 일주일이 다 되어가도 통증이 줄어들지 않는 양상을 보인다. 그리고 한쪽 골반이나 허벅지 쪽으로 통증이 연결되기도 한다.

게다가 관절이나 인대는 한 번 다치면 재생 속도가 근육보다 느리다. 또한 이는 척추 깊은 곳에 있기 때문에 다치면 인대-관절, 힘줄-인대 등 동반 손상이 많아서 생각보다 통증이 잘 가라앉지 않는 양상을 보인다.

척추 관절이나 인대의 손상으로 발생한 요통을 '요추의 염좌'라고 부른다. 심하게 발목을 접질리면서 인대나 힘줄이 다치면 관절이 붓고 화끈화끈해지고, 조금만 건드려도 심하게 통증이 느껴지곤 한다. 이와 같이 심부 손상은 척추 구조의 격렬한 염증 반응으로 수일이 지나도 심한 통증이 지속된다.

이런 심부 구조의 통증은 허리 외에도 종종 엉치 부위, 고관절 혹은 허벅지 뒤쪽까지 기분 나쁘게 느껴지는 연관통 증상을 유발하므로 디스크 손상과 감별 진단이 필요한 질환이다. 여기서 '연관통'이란 손상된 조직에 있는 신경이 염증 반응으로 예민해지면서 신경이 지배하는 다른 부위에도 통증을 느끼게 만드는 현상을 말한다(참고로 연관통은 척추 관절에만 해당되는 증상이 아니라, 심장 마비 환자가 좌측 팔에 통증을 느끼는 현상 같은 내장성 통증에도 발생하는 생리적 현상이다).

따라서 심한 요통이 일주일이 지나도 호전되지 않고, 가운데 허리 통증과 함께 한쪽 엉치나 허벅지까지 통증이 느껴질 경우에는 병원을 방문하여 제대로 된 진료를 통해 통증의 원인을 찾아보는 것이 좋다.

심부 손상의 경우, 이후 통증이 감소했다 하더라도 구조의 회복은 좀 더 시간이 필요한 경우가 많다. 그러나 환자는 다 나았다고 판단하여 일상적인 활동이나 업무를 재개하면서 본의 아니게 불완전한 회복을 조장하게 되거나 재발의 가능성을 키우는 경우가 잦다.

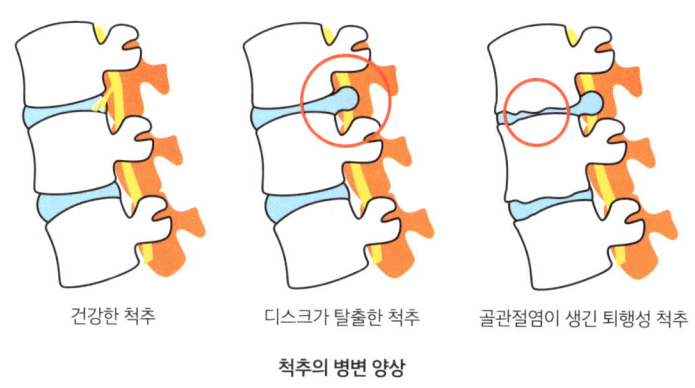

건강한 척추   디스크가 탈출한 척추   골관절염이 생긴 퇴행성 척추

척추의 병변 양상

이런 상황에서 허리 구조에 무리를 주는 생활 습관이 반복되면 척추 충격의 완충 역할을 하는 신체 구조인 디스크에 퇴행을 앞당기게 된다. 디스크를 보호하는 섬유륜이 찢어지고, 그 틈 사이로 중심부의 수핵이 흘러나오면서 척추 신경을 압박하

거나 염증 반응을 일으켜 통증을 발생시킨다.

디스크 주변의 척추 신경이 자극되면 허리부터 다리까지 신경이 지나가는 경로의 근육과 관절에 강직을 일으키기 때문에 굽히거나 펴는 자세에 제약이 발생하거나 강한 통증이 유발된다. 또 신경 압박의 정도가 심할수록 다리에 저린 통증이나 무감각 혹은 근력 저하와 마비까지도 발생할 수가 있다.

○ 디스크 손상의 3단계

일반적으로 디스크 손상은 구조의 변화에 따라서 섬유륜 손상, 디스크 팽윤, 디스크 파열 등 3가지로 구별할 수 있다.

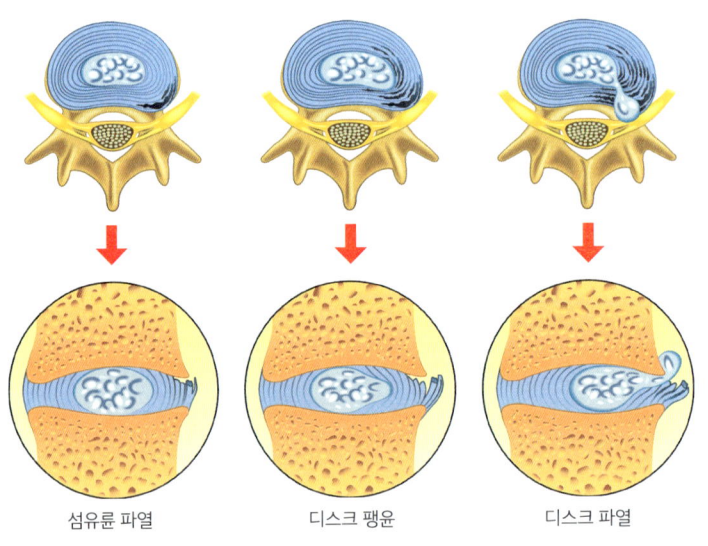

섬유륜 파열 　　　디스크 팽윤 　　　디스크 파열

디스크 손상의 3단계

섬유륜 손상: 10대부터 30대의 젊은 층에게 발생하는 돌발적인 요통의 가장 많은 원인이다. 섬유륜은 마치 튼튼한 장벽처럼 디스크 구조의 외곽을 둘러싸고 있는 인대 조직으로, 디스크 중앙에 있는 수핵을 보호하면서 허리의 압력을 견뎌낸다. 그러나 자세가 나쁘거나 심한 운동으로 강한 압박을 받는 경우, 인대의 일부가 찢어지거나 균열이 일어나면서 염증 반응이 생겨 돌발적인 강한 요통을 일으킨다.

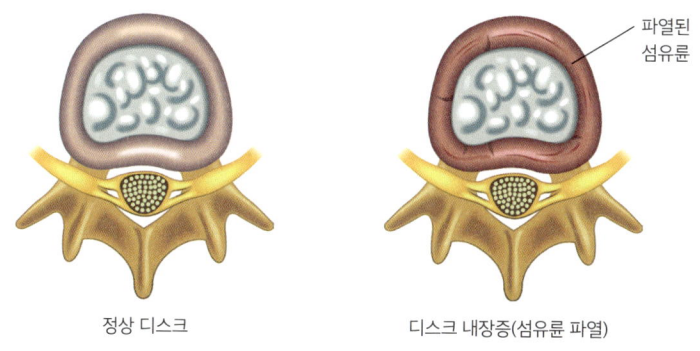

정상 디스크와 섬유륜이 파열된 디스크 비교

디스크 팽윤: 섬유륜이 반복적으로 손상되어 두께가 얇아져서 수핵이 약해진 벽 쪽으로 밀고 들어온 상태를 말한다. 이러한 팽윤 부위가 신경에 닿거나 압박을 주면 한쪽 엉치나 다리에 방사통을 만들기도 한다.

그러나 디스크 팽윤이 직접적인 요통의 원인이라기보다, 만약 팽윤 부위에서 수핵 성분이 치약이 짜내지듯 흘러나오면 신경을 건드리거나 부식 작용이 일어나면서 심한 요통이 생기기도 한다. 건강 검진에서 디스크가 있다고 진단 받는 사람들 중에 요통이 없는 경우도 많은데, 그 이유가 바로 이 수핵과 신경의 접촉 유무로 판가름하기 때문이다. 만약 1년에 한두 번이라도 팽윤된 틈에서 수핵이 신경을 건드리게 되면 주기적으로 통증이 있는 만성 요통 환자가 되는 것이다.

이런 요통의 주기성으로 인해 섬유륜의 균열 범위는 차츰차츰 증가한다. 그렇게 팽윤 부위가 더 커져 디스크 돌출이 생기고, 중심부 수핵이 줄어들어 척추 간 간격이 좁아지면서 전체 척추의 탄력이 없어지고 뻣뻣해지는 퇴행으로 이행하게 된다. 이런 상태는 결국 만성 통증으로 진행될 가능성이 높다.

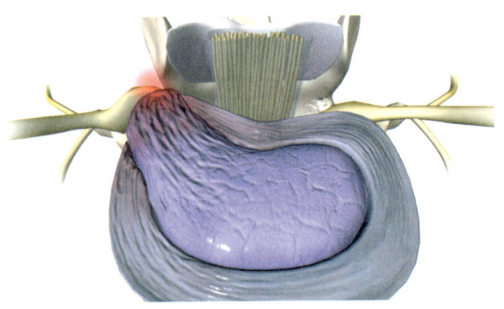

디스크 팽윤 부위가 커지며 디스크 돌출이 생긴 모습

디스크 파열: 요통 환자가 MRI 촬영 후 '디스크가 터졌다.'라는 말을 듣는 상태라고 할 수 있다. 디스크 파열은 둑이나 제방이 터진 것과 같은 상태로, 약해진 섬유륜이 순간적으로 쩍 벌어지면서 대량의 수핵이 흘러나와 신경 공간을 점유해 들어가는 현상이다.

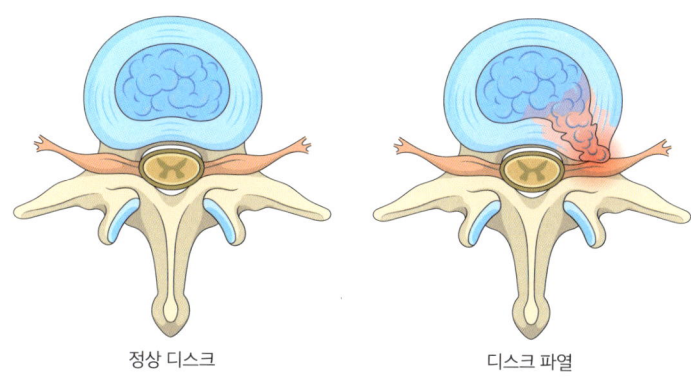

정상 디스크   디스크 파열

정상 디스크와 디스크 파열 비교

파열된 부분에서 대량으로 쏟아져 나온 수핵이 다리로 내려가는 신경 분지를 누르거나 쥐어짜면, 환자는 말 그대로 '한쪽 다리가 떨어져 나갈 것 같은' 극심한 통증을 호소한다. 제대로 걷지 못하고 앉아 있으면 다리 통증이 더 심해져 서 있는 자세를 선호하는 특징을 보여준다. 좀 더 상황이 악화되면 통증이 심한 다리에 마비가 생기거나 근력 저하로 발이 바닥에 끌리기도 한다. 심하게는 대소변 장애가 생기는 '마미총 증후군'이라는 급성 합병증까지 발생하기도 한다.

따라서 디스크 파열이 의심되면 MRI 촬영을 통해 파열의 범위와 수준을 확인해봐야 하고, 증상에 따라 보존적 치료부터 수술까지도 고려해야 할 가능성이 있다.

○ 디스크성 허리 측만증

때때로 극심한 요통과 함께 갑자기 허리가 한쪽으로 휘거나 꺾인 상태로 병원을 찾아오는 환자분들이 있는데, 이런 상태를 '디스크성 측만증'이라고 부른다.

디스크성 측만이 생긴 환자를 뒤에서 바라보면 한쪽 어깨가 올라가 있고, 골반은 돌아가 있으며, 몸이 휘어 옷자락의 주름도 한쪽으로 접혀 돌아가 있는 것이 관찰된다. 이때 허리 엑스레이를 찍어보면 측만의 정도를 쉽게 파악할 수 있다.

디스크성 측만은 디스크 압박을 최대한 줄이기 위해서 반대쪽으로 몸이 기울게 되는, 일종의 자기 보호의 극한 상태라 할 수 있다. 그러나 이렇듯 보호 장치로서 허리를 휘게 만들고 신경 손상을 극소화시킨다고 해도 허리의 휨 자체가 일상적인 움직임을 못하게 만들게 한다. 이런 상황은 신경 염증도 심한 상태라서 허리 측만증 환자들 대부분은 극심한 고통을 호소한다.

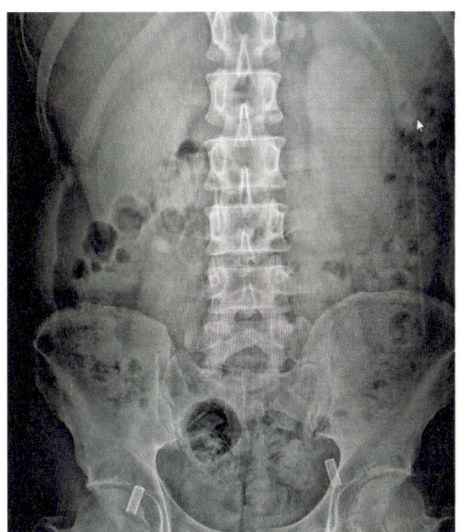 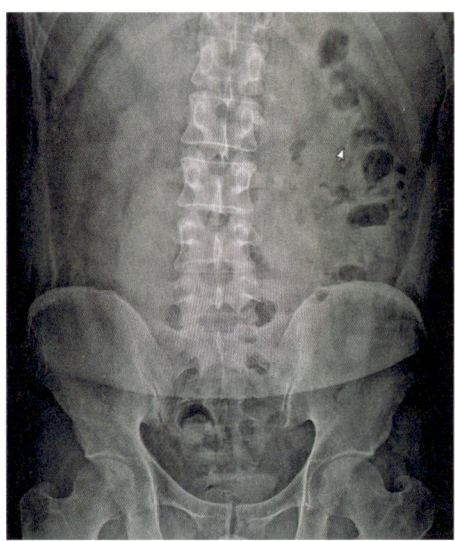

정상 허리와 측만증이 있는 허리 비교

디스크성 측만증은 보존적 치료인 신경 주사 치료 및 시술만으로도 회복이 잘되는 질환이라 크게 걱정할 필요는 없으나, 때로는 파열이 동반되는 경우도 있다. 따라서 이러한 가능성을 고려해서 상태를 세심하고 정확하게 확인해야 한다.

○ 만성 요통

만성 요통이 생기는 원인으로는 대표적으로 디스크 내부에 신경이 자라 안쪽으로 들어가는 현상을 꼽을 수 있다. 디스크에는 상태를 감지하는 신경이 자체적으로 따로 존재한다. 그런데 디스크의 섬유륜이 손상되고 수핵이 빠져나가면서 디스크의 퇴행이 진행되면 디스크 상태를 감지하는 신경이 수핵 쪽으로 증식하는 것이다. 그러면서 디스크 내부의 상태를 빨리 감지하기 위한 신경 구조의 변화가 발생한다. 이런 현상을 '신경의 싹자람(sprouting)'이라고 표현한다.

이렇게 디스크 내부 쪽으로 싹 자람이 발생하면 디스크 상황을 미리 체크할 수 있다는 장점이 있지만, 문제는 신경이란 감지기에 불이 들어오면 바로 '통증 신호'를 내보낸다는 것이다.

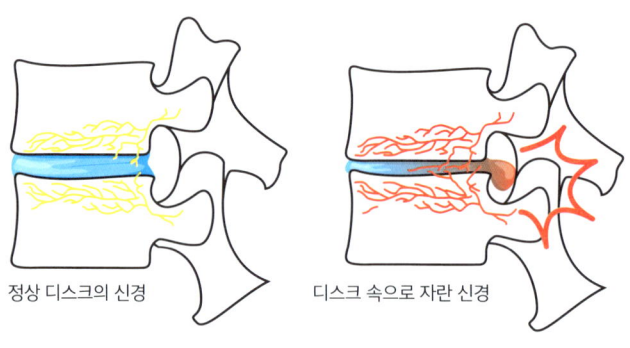

정상 디스크의 신경과 디스크 속으로 자란 신경

환자의 디스크에서 감지된 이러한 통증 신호는 척수를 거쳐 뇌 여러 부위로 분산되면서 환자의 인식 과정과 인지 능력, 정서적 상태 및 자율신경계에까지 영향을 미친다. 그러면서 다

허리

| 통증 | → | 생각 | → | 느낌 |

통증
걸을 때마다 허리 통증을 경험한다.
(병원에서 허리 디스크 판정)

생각
"허리 디스크는 수술 외에는 방법이 없어. 수술해도 잘 낫지 않는데 내가 할 수 있는 게 없어."

느낌
디스크가 더 손상될 수 있다고 걱정한다.

지금은 아픈 정도이지만 좀 더 지나면 걷지도 못하게 될까 봐 불안하다.

→ **행동** → **결과**

행동
허리를 숙이지 않는다.
무거운 물건을 들지 않는다.
아프면 누워서 지낸다.
일을 그만둔다.

결과
신체 기능이 약화된다.
인생의 즐거움이 사라진다.
경제적으로 어려움을 겪는다.

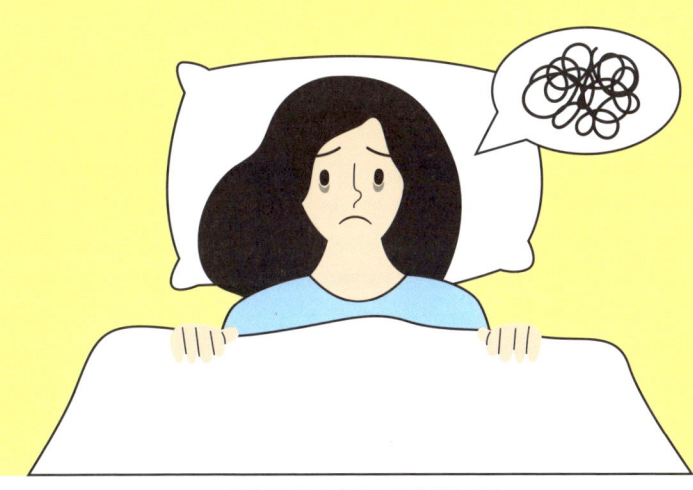

만성 통증 환자의 통증 회피 생활 패턴

양한 변화를 일으키는데, 반복적인 통증 신호가 말초에서 계속 올라오게 되면 통증 조절 능력을 상실하여 통증이 증폭되거나 우울감과 고립감 등 정서 장애를 일으키기도 한다. 본인의 통증 상태에 대한 인식의 왜곡까지 일어나면서 통증 인식 과정 자체가 비정상적으로 흐른다. 즉, 매일 유령같이 실제로 존재하는지 알 수 없는 본인만의 극심하고 괴로운 통증 속에 살아가게 되는 것이다.

따라서 최소 6개월 이상의 만성 요통으로 괴로워하는 환자를 보는 경우, 단순히 요통을 디스크 유무로 판단해서는 통증이 제대로 해결되기 어렵다. 오히려 환자가 겪는 통증 세계의 복잡성을 받아들이고, 가장 기여도가 높은 문제나 통증의 원인부터 하나씩 사냥해 나가는 마음으로 환자의 정서적·인지적 자립 상태를 유도해가며 치료해야 회복 가능성이 높아질 것이다.

○ 척추관 협착증

척추관 협착증은 척추 퇴행으로 인해 신경이 지나가는 공간이 협소해지면서, 오래 서 있거나 걸을 때 한쪽 골반부터 다리까지 쑤시고 저리고 당기는 통증이 발생하는 질환이다. 젊었을 때의 디스크 질환은 나이가 들면 협착증으로 진행되기 쉽기 때문에 디스크와 협착증은 서로 사촌 관계 같다고 할 수 있다.

디스크 질환은 수핵의 돌출로 인하여 연접한 신경의 압박으로 허리 통증이나 하지에 방사통을 유발시킨다. 반면 척추관 협착증은 디스크, 척추 관절 그리고 인대가 노화로 인해 두꺼워지면서 신경 공간을 점유하여 허리 통증보다는 엉치 부위, 허벅지, 종아리에 신경 통증을 일으킨다고 생각하면 된다.

그리고 정상적인 사람도 노화로 인해 척추 공간이 좁아질 수는 있지만, 신경에 손상을 일으킬 정도로 심하게 좁아져 있지 않다면 아무런 증상 없이도 잘 지낼 수 있기 때문에 협착 그 자체를 질병으로 심각하게 생각할 필요는 없다.

협착증은 협착이 어디에 발생하느냐에 따라서 임상 증상의 정도가 달라지는데, 대표적으로 척수라고 하는 중심부에서 발생한 척추관 협착보다 신경이 바깥으로 나오는 입구 쪽에서 좁아지는 협착 질환일 때 통증이 더 심하고 발병률도 높다.

척추관 협착증은 디스크와 달리 시간이 지난다고 해서 공간을 점유하고 있는 구조가 저절로 흡수되거나 사라지지 않는다. 그렇기 때문에 증상이 심할 때는 휴식과 물리 치료 같은 보존적 치료보다는 신경의 염증과 부종을 가라앉혀서 신경 압박을 해소시켜줄 신경 주사 치료나, 추간공 주변의 유착을 박리시키는 방식으로 생리적 신경 공간을 확보하는 치료를 받는 것을 추천한다.

만약 신경 주사 치료나 기타 시술을 해도 통증에 호전이 없는 경우에는 MRI 촬영을 하여 정확한 상태를 확인하면서 수술적 접근도 고려할 수 있다.

허리 통증 해결을 위한 습관들

1. 일상에서의 허리 통증 완화와 예방

요통 해결 또는 예방을 위해서는 평소에 허리에 좋은 자세와 나쁜 자세를 잘 숙지하면서, 나쁜 자세는 가급적 피하는 것이 최우선이다.

2. 허리 통증을 줄이는 운동

허리 통증 환자들이 운동을 할 때, 무조건 근력을 키우거나 '만보'라는 숫자에 집중해서 무리하게 걷는 것은 건강을 챙기려다 오히려 건강을 더 해치게 만들 우려가 있다. '체중 조절, 유연성과 탄력성 회복, 근력 증강'이라는 3가지 요소를 본인의 의지력이나 생활 환경, 운동 능력 등을 고려하면서 적절하게 섞어 운용한다면 근력에만 집중하는 것보다 척추 건강에 더 도움이 될 것이다.

허리

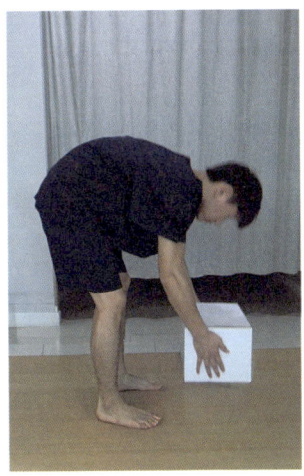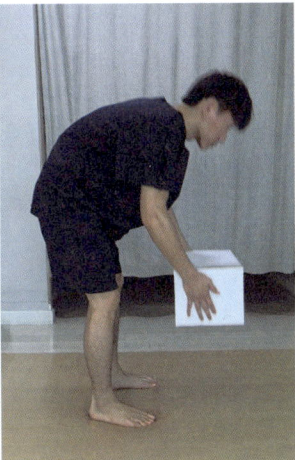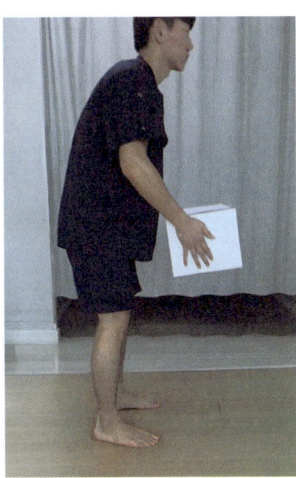

허리에 무리가 가는 짐 들기

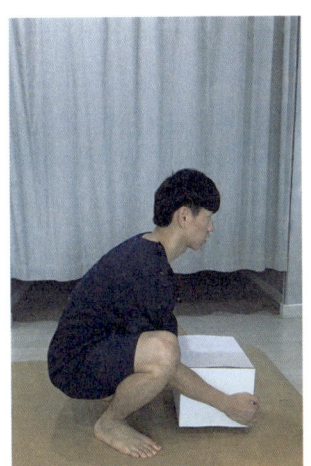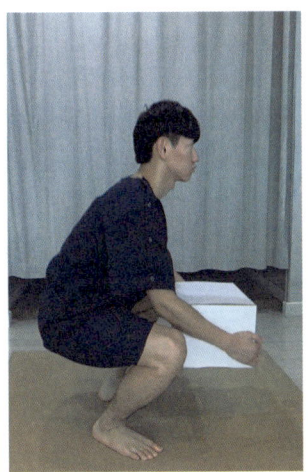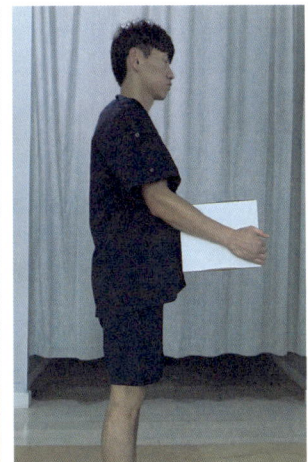

허리에 무리가 덜 가는 짐 들기 1

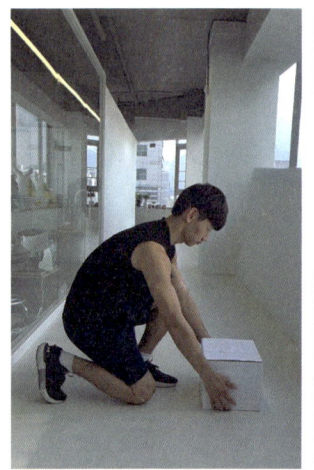 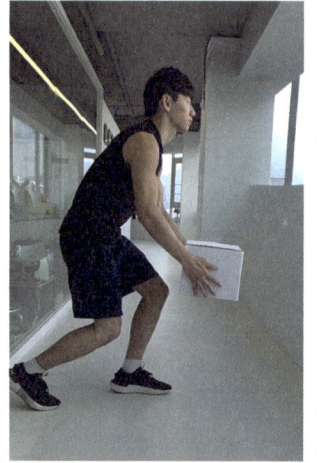 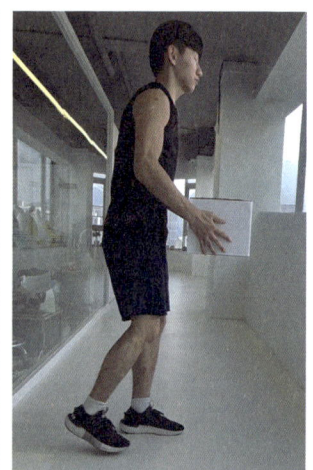

허리에 무리가 덜 가는 짐 들기 2

    요통 환자들은 일반인보다 특히 무릎 부위가 더 뻣뻣해지기 쉬워서 걷는 운동을 할 때 몸이 충분히 워밍업되어 있지 않았다면 무릎에 무리가 갈 가능성이 더 높다. 그래서 걷는 운동을 하더라도 충분히 몸을 풀어주고, 처음에는 짧은 거리에서 시작해서 점차 거리를 늘려보길 추천한다. 또한 무릎이 아파서 운동을 쉬면 제자리걸음을 하게 될 수 있음을 먼저 고려하면서 운동을 시작하라고 조언하고 싶다.

    또한 만성 통증을 가지고 있는 요통 환자분들은 정서적 고립감이나 우울 장애로 인하여 신경계와 혈관계의 기능도 떨어져 손발이 차고 소화가 잘 안되거나 두통이 잘 생기는 체질로 바

뛰어져 있는 경우가 많다. 이런 분들의 경우에는 몸의 바른 자세에 너무 집착하지 말고, 심리적 피로감으로 인해 전체 신진대사가 불량해지지 않도록 신경 쓰는 게 먼저일 것이다. 무엇보다 우선 몸을 부드럽게 이완시키는 스트레칭을 반복해주고, 밤사이에 딱딱해진 전체 관절을 풀어주며, 몸을 따뜻하게 만드는 것이 좋다.

물론 아무렇게나 스트레칭한다고 해서 몸이 저절로 이완되는 것은 아니다. 제대로 된 스트레칭을 배워 시행하면 일상에서 좀 더 이완된 몸으로 활동할 수 있을 것이다.

건강한 허리란 복합적인 척추 구조물 간의 유기적인 협조가 활발하게 이루어지고, 피로 물질들이 빨리 없어질 수 있게 부드럽게 탄성력을 유지하고 있는 상태를 의미한다. 따라서 허리에 좋은 운동이란 근육뿐 아니라 척추 관절, 연골, 인대, 힘줄, 디스크 등 다양한 척추 구조들이 잘 풀어지고 적절한 부하에 잘 견딜 수 있도록 균형 감각 훈련과 반사 신경 훈련 등이 함께 이뤄지는 것이라 할 수 있다.

앞에서도 강조한 바 있듯이, 어떤 자세를 하든 부드러운 상태를 유지하면서 동작을 재현할 수 있게 하는 유연성 운동은 절대 빼놓아서는 안 된다. 특히 요통 환자는 근력이 감소하는 양보다 인대와 힘줄의 탄성이 감소하는 속도가 더 빨라지기 때문에 근력 확보 이전에 유연성이라는 교두보를 확보해놓는 것이 무엇보다 우선한다.

또한 몸이 뻣뻣할수록 신체의 균형이 잘 잡히지 않기 때문에 균형 감각 훈련도 함께 해주어야 운동 밸런스가 좋아짐은 물론이다. 균형 감각 훈련이란 자기 몸과 자세에 대한 정확한 인풋과 아웃풋 정보를 실시간으로 뇌 신경이 주고받는 과정이기 때문이다. 따라서 어떻게 보면 이러한 균형 감각 훈련은 몸과 뇌 기능 간의 실시간 대화라고 할 수 있고, 이 소통이 바르게 이뤄질수록 운동 뇌의 기능이 좋아지면서 척추 기능 역시도 함께 개선될 수 있다.

균형 잡기 훈련으로 처음에는 '한 발 들고 서 있기'를 추천한다. 좌우로 발을 번갈아 균형을 잡아보고 얼마나 오랫동안 바른 자세로 설 수 있는지 거울을 통해 확인해보는 것이 좋다. 처음에는 익숙하지 않기도 하고, 자칫 넘어지면 부상을 입을 수 있다. 그렇기 때문에 옆에 벽을 짚은 상태에서 한 발 들기를 약 10초간 좌우로 3회씩 해보다가 20초, 30초까지 할 수 있을 정도가 되면 벽에서 손을 떼고 똑같은 횟수와 시간 동안 해보기를 추천한다.

근력 운동은 요통 환자에게 항상 강조되다 보니 환자분들이 오히려 '근력 과식'에 빠지는 경향이 있다. 물론 그렇다고 근력

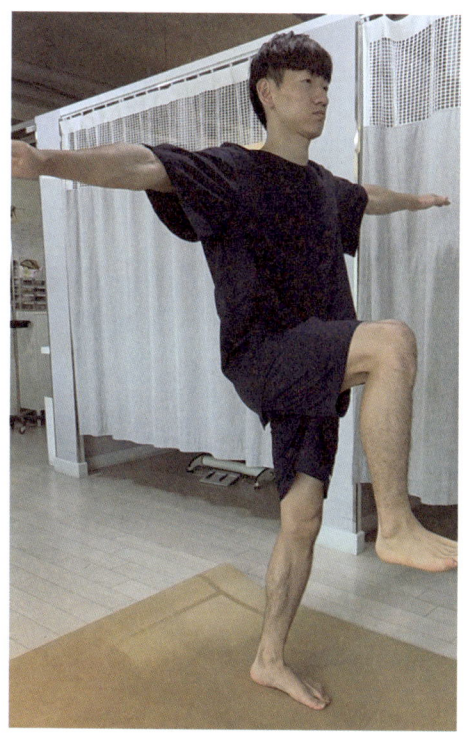

척추 기능을 기르는 균형 감각 훈련

운동을 빼놓을 수는 없다. 사실 허리 통증 완화에 필요한 근력 운동의 제일 중요한 점은 '꾸준함'이다. 첫째도 둘째도 셋째도 꾸준함을 잃지 않는 것이 중요하며, 운동량에 너무 집착할 필요가 없다는 것이 나의 생각이다.

모든 근력 운동은 다 좋다. 대신 무슨 운동을 하든지 항상 낮은 강도에서 시작해서 1개월 동안 다치지 않고 조금씩 정도를 늘려간다고 생각하면서 마음의 여유를 가지고 진행해야 한다. 그리고 초반 1개월 동안은 여러 운동 대신에 딱 한 가지 코어 운동만 해도 좋다.

특히 '플랭크'로 근력 운동을 시작하는 것을 추천하고 싶다. 처음에는 플랭크를 할 때 10초 자세 잡고, 1분 쉬고, 다시 10초를 하는 식으로 하루에 최소 10개씩, 이틀에 한 번씩은 해주는 게 좋다.

근력 운동은 연속으로 하기보다는 근육이 생성되는 시간을 감안해서 운동 후 하루는 쉬어주고, 다음 날 다시 진행하는 것을 추천한다. 만약 10초가 너무 적다고 느껴진다면 20초, 30초씩 자신이 무리가 안 될 정도의 시간을 정해서 해도 무방하다.

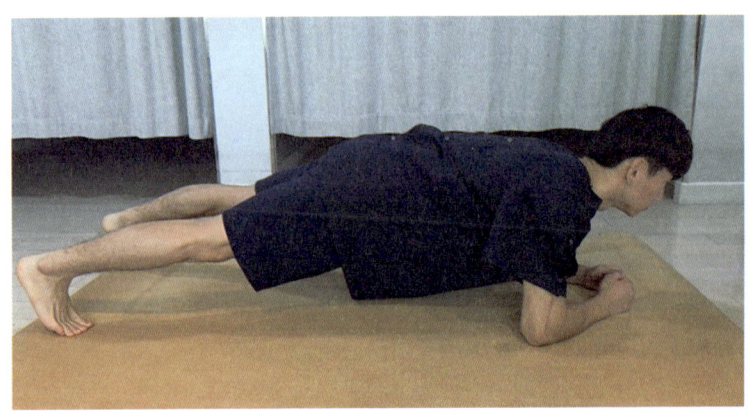

올바른 플랭크 자세

요통 환자들이 운동을 할 때는 얼마나 많이 하느냐보다 얼마나 정확한 자세로 하느냐가 굉장히 중요하다. 코어 자세를 할 때 한 번을 하더라도 전신에 고르게 힘이 전달되는 것을 느끼면서 안정된 자세를 유지하고, 몸의 무게 중심이 어디에 있는지 의식하면서 진행해야 좋은 자세가 나온다. 무엇보다 운동하는 중간이든 운동 후이든 요통이 느껴지지 않을 정도의 시간과 강도의 범위 내에서 진행하는 것은 기본 중에 기본임을 반드시 기억하자.

그렇다면 누구나 좋다고 생각하는 걷기 운동은 어떨까? 걷는 동작은 허리에만 좋은 운동이 아니고, 몸의 리듬감을 획득하는 신체 기능 회복 훈련이라고 생각하는 게 좋다. 따라서 걸으면서 몸의 리듬감을 의식하지 못하면 얼마나 많이 걸었는지만 따지는 잘못된 운동이 되어버리기 쉽다. 즉, 공부를 해도 머리에는 들어오지 않은 채 소리내서 글자만 읽고 있는 불편하고 비효율적인 상황이 될 수 있다는 의미다.

요통에서 회복된 지 얼마 되지도 않아서 1시간씩 계속 걷는 것은 금물이다. 차라리 20~30분을 걷더라도 평소 걸음의 절반 속도로 몸의 움직임을 느끼고 관찰하면서 작은 보폭으로 걷는 훈련이라고 생각하며, 2주 단위로 시간을 10분씩 천천히 늘리길 권한다. 또한 컨디션이 좋지 않은 날에는 시간을 줄여서 다음 날에 운동을 할 수 있는 컨디션을 만든다고 대비하는 느낌으로 운동의 강도를 대체하는 것이 좋다.

올바른 걷기

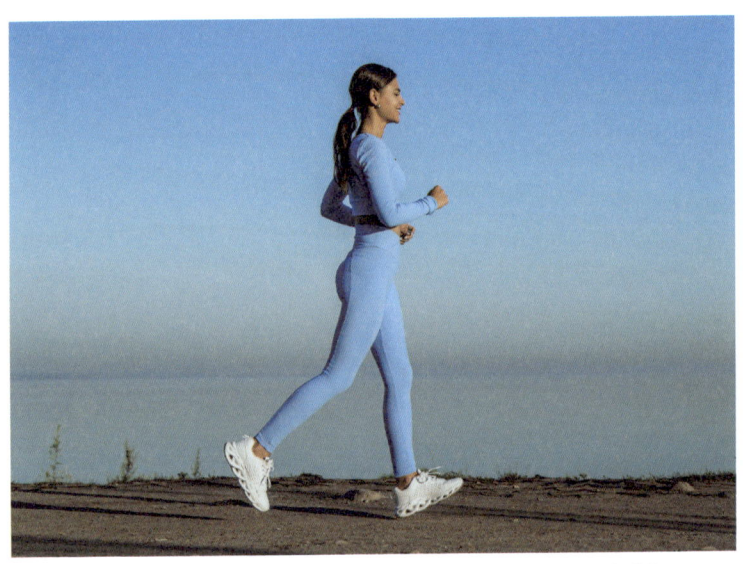

컨디션에 맞게 올바른 자세와 호흡으로 걷는 것은 허리 건강에 큰 도움이 된다.

- '호흡을 마신다, 마신다, 내쉰다, 내쉰다' 식으로 '4보 1호흡'을 한다.
- 가슴을 펴고 턱을 약간 당긴 자세에서 시선은 전방 10~15미터를 바라보며 걷는다.
- 허리와 등을 곧게 펴고 걷는다.
- 배에 힘을 주고 걷는다.

- 팔 힘을 빼고 리드미컬하게 움직인다.
- 엉덩이를 심하게 흔들지 않고 자연스럽게 움직인다.
- 허벅지와 허리의 힘을 빼고 발목으로 걷는다.

요통 및 디스크 질환의 치료와 해결

신경 치료의 발달과 의미

디스크 질환 치료에 있어서 빠질 수 없는 치료가 바로 신경 주사 치료 또는 신경 치료이다. 이번에는 이 치료의 의미에 대해서 시대적 흐름에 따라 알아보려고 한다.

신경 차단술

고전적인 '통증' 개념은 손상이 생긴 부위에 있는 신경이 문제를 감지한 후, 뇌까지 전선처럼 연결된 지점에 알려주는 것으로 그 원리를 이해하고 있었다. 통증 치료는 이런 개념 속에서 통증의 경로를 중간에서 차단만 할 수 있다면 환자는 아프지 않을 것이라는 발상에서 출발하게 되었다.

우선 통증을 중간에서 차단하려면 신경의 통증 정보 전달을 중지시킬 약물이 필요하다고 생각했다. 남미의 원주민들이 통증을 줄이기 위해 전통적으로 사용해온 코카인(cocaine, 현재는 마약으로 분류된다)에서 신경 세포의 정보 교환을 일시적으로 중지시킬 수 있는 성분을 추출하여 '리도카인(lidocaine)'이라는 약제를 만들어냈다. 그리고 이 약을 신경에 주사 주입하면 통증 정보 흐름이 멈춘다는 사실을 알아냈다. 그리고 이를 도입하여 '신경 차단술(nerve block)'이라고 통용되는 방식을 통해 많은 환자들이 통증 치료를 받게 되었다.

스테로이드의 주입

그런데 신경 차단으로 통증 환자를 치료하는 데에 존재하는 한계가 얼마 지나지 않아 알려지기 시작했다. 우선 통증을 차단했을 때 신경 차단에 사용되는 약물의 효과가 얼마 지속되지 않았다. 통증 감소의 유지 기간이 너무 짧다는 문제가 있던 것이다. 신경 차단술로 통증 차단 약물을 1회 주입해봐야 기껏 몇 시간을 넘길 수 없었고, 그 시간이 지나면 환자는 다시 아프지만 그렇다고 계속해서 약을 줄 수는 없었다. 고용량의 리도카인을 주었다가는 자칫 의식을 잃거나 심장 부정맥 등 부작용으로 인해 환자를 위험에 빠뜨릴 수 있기 때문이다.

신경 차단의 두 번째 문제는 순수하게 리도카인만 사용하는 방식은 염증성 통증에는 거의 효과가 없다는 사실이었다. 이

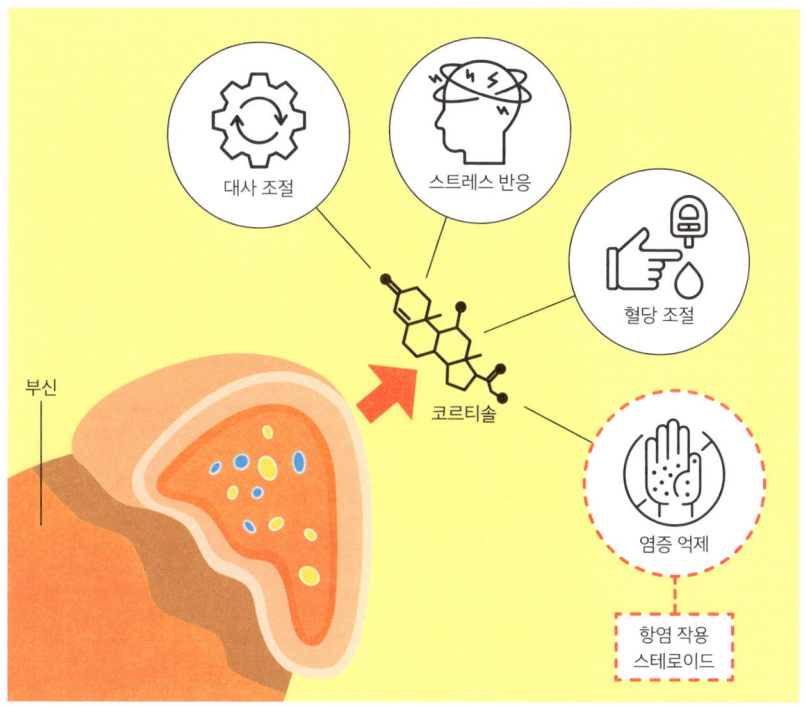

부신피질에서 생성된 자연 스테로이드 '코르티솔'의 항염 작용

말은 디스크의 수핵이 자극해서 생기는 통증에는 신경 차단술을 해도 여전히 아프다는 의미였다. 이렇듯 염증성 통증이 제어되지 않자 의학자들은 한동안 엄청난 고민에 빠졌다.

'아니, 신경만 마비시키면 통증을 못 느껴야 하는데 대체 왜 환자는 아프다고 하는 거야?'

누군가 소염진통제를 주사약에 섞어보자는 기발한 아이디어를 고안했다. 그래서 우리가 요즘에도 엉덩이 주사로 맞거나 감기약으로 쓰이는 소염진통제를 신경계에 주입했더니 그 자체가 신경 독성을 가지고 있어서 통증이 줄기는커녕 오히려 더 악화되었다.

그러다 우리 몸에서 염증이 생기면 부신에서 '스테로이드(steroid)'라는 호르몬이 대량 생산되어 염증을 차단한다는 사실이 발견되었다. 이에 착안하여 신경 차단 약물에 스테로이드를 섞어서 신경에 주입하면 염증성 통증이 감소한다는 사실을 알아냈다. 그리고 이는 당시에 실제로 탁월한 선택이었다.

염증이 생겨서 발생하는 염증성 통증에 스테로이드는 구원자 역할을 했고, 신경 염증에도 탁월한 효과를 발휘하여 신경 차단술에 새로운 희망을 주게 되었다. 이로써 통증 치료의 영역에서 신경 차단술의 붐이 일어났다. 많은 환자들이 신경 차단을 계속 다시 받고 증상이 좋아졌으며, 이에 통증 의사들의 어깨도 자연스럽게 으쓱해졌다.

그런데 스테로이드를 이용한 신경 차단 치료가 반복되자 어느 순간 환자들 사이에서 스테로이드의 부작용에 시달리는 사례가 속출하기 시작했다. 이런 스테로이드 부작용을 막기 위해 다양한 약물들이 개발되었으나 이들은 스테로이드가 가지고 있는 항염증 역량에는 택도 없이 부족했다. 그래서 스테로이드

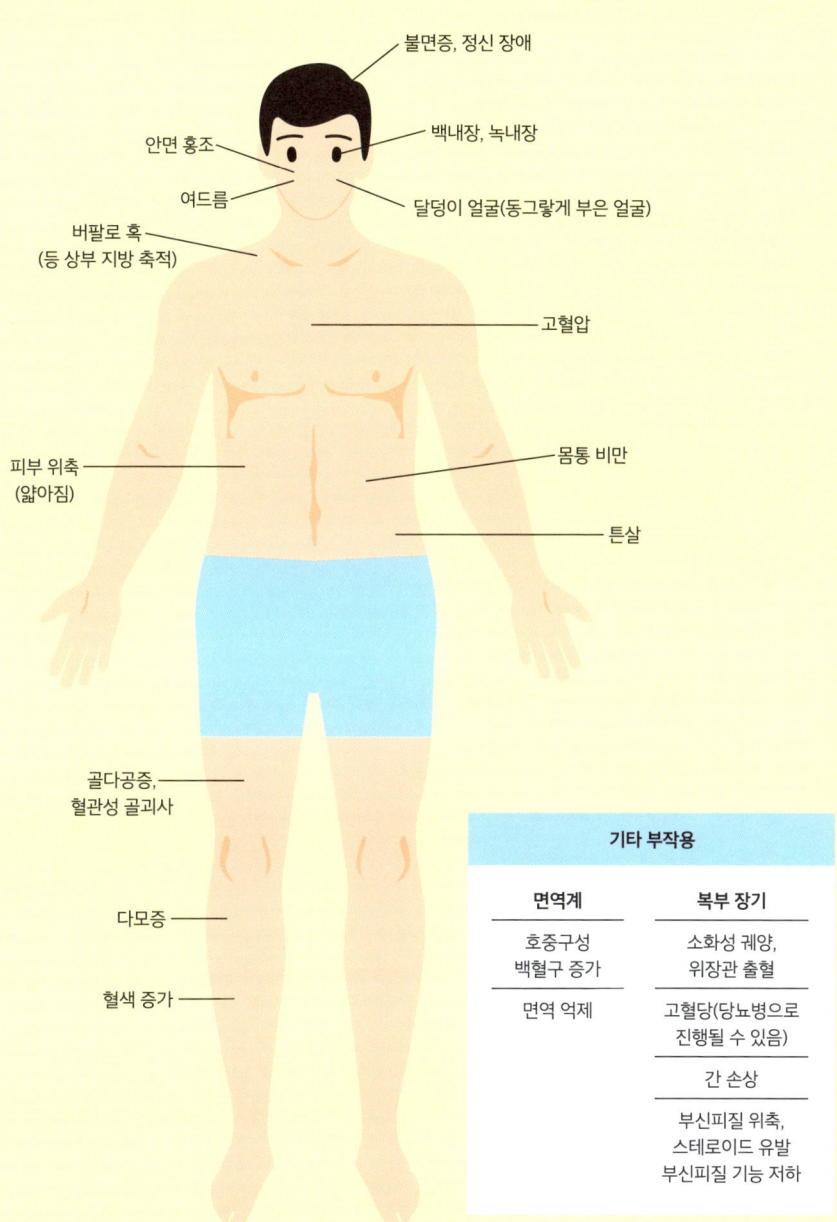

스테로이드의 부작용

는 다른 약으로 대체될 수가 없었다.

이 와중에도 신경 경로를 차단하면 통증이 감소한다는 차단술 이론은 여전히 지지를 받았다. 그렇기 때문에 의사들은 통증 환자에게 주사 치료를 할 때 스테로이드를 함께 사용할 명분을 가지고 있었다. 어찌 보면 의사 입장에서는 나중에 나타날지 모르는 스테로이드의 부작용보다는 지금 당장 눈앞의 환자가 겪는 고통을 가라앉혀주는 것이 더 맞는 선택이라는 자기 위안을 버리기 어려웠을지도 모르겠다.

외과적 신경 절단 수술

그렇지만 스테로이드를 함께 사용한 신경 차단술을 받은 환자라도 통증이 감소하지 않는 병들이 너무 많았다. 그 환자들은 정확하게 신경 차단을 해도 여전히 아프다고 말했고, 그 숫자도 엄청나게 많았다.

이런 상황에서 20세기 중반에 '차라리 약물로 일시적으로 차단을 시키기보다 아예 외과적인 차단이 낫지 않을까?'라는 발상이 나와 환자의 신경을 아예 잘라서 통증을 느끼지 못하게 만들어주려고 했다. 하지만 이 수술 이후 환자는 통증이 줄어들기는커녕 엄청난 고통에 온몸을 떨어야 했다.

○ 통증 정보의 창발성, 하나의 요인으로 해결할 수 없다

통증을 전달하는 신경을 잘라내거나 차단을 했음에도 왜 환자는 여전히 아프다고 하는 것일까? 그 이유는 신경의 전달 과정이 단순하게 하나의 신경에서 뇌까지 전달되는게 아니기 때문이다. 신경은 어디엔가 문제나 손상이 발생하거나 염증이 생기면 여러 경로를 통해 연합해서 뇌에 통증 정보를 전달하고 있던 것이다.

단순하게 신경 차단만 하면 통증이 없어질 거라던 이들은 황금알을 낳는 거위 이야기와 비슷한 우를 범하고 있었다.

"이봐. 저기 황금알을 낳는 거위가 있다는데, 그 녀석의 뱃속에는 얼마나 많은 황금이 있겠어?"

저 거위가 황금알을 낳으니 뱃속에 황금이 있을 거라며 눈앞에 보이는 것만 믿는 단순한 귀납과 같이, 신경을 차단하면 통증을 못 느낄 것이란 생각은 수많은 통증 환자들이 엄청난 비용과 희생을 치르게 했다.

그런데 지금도 인터넷 상에서는 마구잡이 정보가 퍼지며, 통증과 관련된 정보에는 어김없이 '신경 차단술'이라는 이름이 아무렇게나 출현하고 있다. 이런 잘못된 정보는 사람들로 하여금 '신경 차단'이라는 개념에 대한 맥락을 이해하지 못한 채로 공공연하게 남용하게 만들었다.

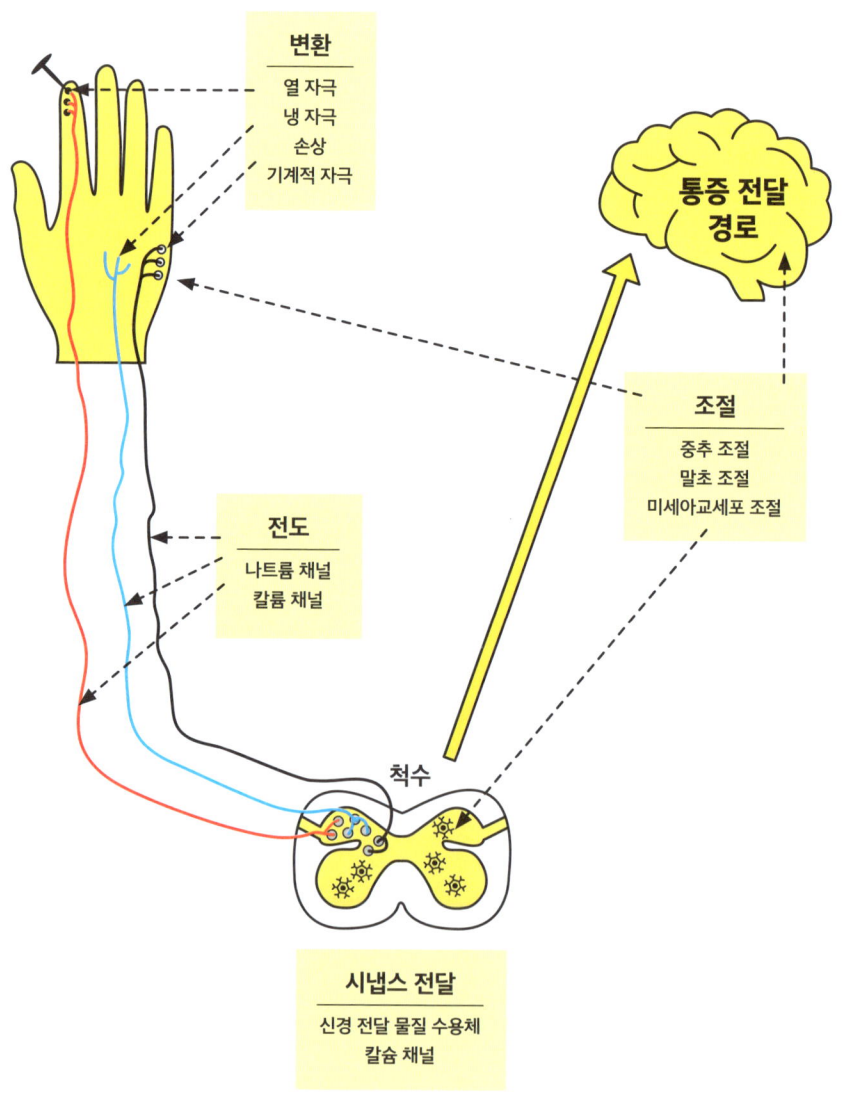

통증을 처리하는 뇌의 네트워크 흐름도

그런데 앞서 언급한 '통증 정보의 창발성'이라는 세 번째 이슈가 알려지면서 신경 차단술의 의미를 다시 되새기는 계기가 되었다. 이전에는 경기장 트랙을 따라 도는 통증 주자 하나만 잡으면 되는 경기였지만, 이제는 룰이 바뀐 것이다. 경기장 트랙이 있건 없건 상관없이 맘대로 뛰어다니는 여러 요인이 문제를 일으킨다는 것을 알게 된 이상, 한꺼번에 운동장을 뛰어다니는 통증 인자들을 다 잡지 않으면 통증을 제대로 해결하기 어렵다는 것을 인정하게 되었다.

○ 뇌는 통증을 어떻게 인식하는가?

이와 더불어 통증 치료에 있어서 가장 중요한 장애가 바로 우리 몸의 핵심 중추인 '뇌'에 존재하고 있음도 밝혀냈다. 어떻게 보면 인간 통증의 핵심은 한 사람의 뇌가 자신의 통증을 어떻게 인식하느냐에 달려 있는 것이다. 이는 '모든 괴로움은 마음에서 비롯된다.'라는 원효 대사의 해골물 이야기를 상기시킨다. 시대를 관통하는 초월적이고도 당연한 이 개념에 대해서 누군가 '신경 가소성(plasticity)'이라는 말로 대신해 사용하기 시작했다.

신경은 통증 정보를 전달하는 매개체이다. 하지만 이것이 단순히 통증을 그대로 전달하기보다 중간 과정에서 여러 신경 전달 물질과 호르몬, 면역 체계 및 자율신경계가 마치 데스크에서 뉴스를 편집하듯 정보를 가공해서 뇌에 전달한다고 이해하면 좋다. 또 뇌는 다시 한 번 이 가공된 정보를 자신의 뇌 구역에서 통증 인식, 통증 기억, 통증 감정 등의 조합을 통해서 자신만의 통증으로 재탄생시킨다.

따라서 뇌가 행복하고 즐거울 때는 같은 통증이라도 덜 느끼고, 슬프고 괴로울 때는 더 많이 느끼기도 한다. 또 작은 통증이라도 누군가에게는 엄청나게 괴롭고 무서운 통증으로 변질될 수 있는 것이다. 이런 개인화된 정보로 인해 인간은 통증을 얼마든지 증폭시킬 수도, 감소시킬 수도 있게 된다. 그렇기 때문에 뇌에 좋은 자극을 반복해서 줄 경우 뇌는 그 정보를 통해서 자신의 통증 강도를 얼마든지 바꿀 수 있음을 '가소성'이라는 개념을 통해서 이해하게 된 것이다.

그런데 뇌는 한 번의 자극이나 차단으로 제공되는 단편적 정보에는 잘 반응하지 않는다. 그래서 신경 차단술은 중증 통증 환자에게는 효과가 없었다. 뇌 신경은 반복되는 자극에 우선순위를 부여하기 때문이다. 그렇게 만성 통증 환자나 신경병증성 통증처럼 계속 뇌 신경에 나쁜 정보가 제공되는 상태에서는 몇 번의 신경 차단만으로는 뇌 신경이 반응하지 못하고, 쉽사리 통증 상태를 벗어나기 힘든 것이다.

● 만성 통증 환자를 위한 신경 치료의 방향성

그렇다면 어떻게 해야 만성 통증 환자나 신경 기능에 변성이 생긴 환자들을 신경 치료를 통해 회복시킬 수 있을까?

단순 신경 차단술은 간단한 급성 통증이나 일시적으로 생긴 생리적 신경 통증에는 효과가 있지만, 만성 통증 환자나 대상 포진 후 신경통, 복합 통증 증후군, 삼차 신경통, 이명, 안면 마비, 자율 신경 장애, 운동 신경 장애, 당뇨병성 신경 질환이나 자가면역 질환 같은 신경의 변성을 유발시키는 신경병증 환자에게는 효과가 없다. 따라서 이런 환자들에게는 지속적인 신경 자극을 통하여 정상 신경으로 되돌아올 수 있도록 함으로써 신경 기능의 변화를 끌어내는 신경 가소성 방식의 신경 주사 치료로 그 경향이 바뀌어가고 있다.

거기에 더불어 중요한 것은 바로 환자로부터 긍정적 정서를 이끌어내는 것이다. 잘못된 인식이나 심한 통증이 동반되어 환자가 통증 왜곡이나 우울증, 불안 장애 등 인지적·정서적 부분에까지 문제가 생긴 경우라면 담당 의사는 어떻게 해야 할까?

환자에게 정확한 지식와 앞으로 시행할 치료법의 근거를 차근차근 설명하고 이해시키면서, 동시에 정서적 지지를 해주어야 할 것이다. 이렇게 환자의 치료에 스스로의 참여도를 높이고, 치료가 부정적으로 해석되지 않도록 아픔을 최소화하여 신경 치료를 진행하는 것이 질적인 면에서 매우 중요하다.

일례로 고주파 자극을 살펴보자. 이 주사 시술은 한때 각광받았고, 현재에도 여러 병원에서 시행되고 있다. 하지만 고주파 자극술도 신경에 특정한 정보를 '한 번' 전달해준다는 점에서 뇌 신경의 입장에서는 단발성의 정보 제공으로서 신경 차단술과 큰 차이점이 없는 접근 방식이다. 따라서 고주파 자극술을 받아도 효과가 없었다고 크게 낙심할 이유도 없다.

단, 환자는 이런 상황을 이해하지 못할 수 있다. 따라서 의사는 치료 전후에 고주파 시술의 목적과, 신경이 고주파 치료에 즉각 반응하지 않는다고 해도 앞으로 어떤 방향으로 환자의 통증 문제에 접근할지에 대해 미리 설명해주어 환자가 미리 낙심하지 않도록 하는 것이 바람직하다. 환자 입장에서는 이를 인지해야만 시술 결과가 앞으로 훨씬 좋아질 것이라고 기대할 수 있을 테니 말이다.

요컨대, 21세기 신경 주사 치료의 의미는 단순히 통증을 일시적으로 중지시키는 '신경 차단'이 치료의 목적이 아니다. 대신 신경계에 계속 반복적으로 좋은 자극을 제공함으로써 만성 통증이나 신경병증이 심할지라도 정상 신경으로 재생될 수 있다는 '가소성'의 개념하에 자체 회복 메커니즘을 최대한 끌어내는 식으로 치료 방향이 바뀌고 있음을 기억하자.

● 척추 디스크의 자연 회복

허리 통증에 대한 다양한 치료 방법이 제공되고 있음에도 현대의 요통 환자들의 숫자는 좀처럼 줄어들 기미를 보이지 않는다. 사실 다양한 치료법이라고 하지만 우리나라 요통 질환의 접근 방식은 약물 치료, 물리 치료, 도수 치료, 침 치료, 추나 요법, 충격파 치료, 주사 치료, 척추 시술, 수술이라는 한정된 궤도에서 넘어갈 수는 없다.

치료 방법이 다양하다는 것은 환자에게 선택권이 있다는 점에서 장점이 될 수도 있다. 하지만 이 모든 궤도를 빙빙 돌기만 하고, 좀처럼 회복이라는 착륙에는 성공하지 못하는 환자들도 많다는 것 또한 현실임을 인정해야 한다.

허리 통증이라는 것은 환자의 척추 모양부터 발생 부위와 환자가 통증을 인식하는 방식, 의사가 환자의 병을 대하는 접근 방식, 치료 방법에 이르기까지 변수가 될 수 있는 요소들이 복합적으로 작용한다. 그렇기 때문에 백신이나 항생제같이 하나의 치료 방식으로 예방부터 치료까지 모두 해결하는 올인원(All-in-One) 치료법은 존재하기 어렵다. 거기다 환경적으로 환자마다 평소에 다져온 습관이나 삶의 방식도 다르기 때문에 이런 개개의 차이점도 간과할 수가 없다.

수술로 디스크의 돌출 부위를 제거하면 허리 통증이 없어진다고 믿는 시대가 있었다. 그런데 수술은 잘 이루어졌음에도 통증은 그대로인 환자들이 늘어나기 시작했다. 그리고 디스크 수술을 받은 환자들의 경우, 척추 퇴행이 빨라진다는 것도 밝혀지게 되었다.

그러다 보니 하지 마비나 대소변 장애와 같은 위중한 상황을 제외하고는 허리에 직접 칼을 대기보다는 다른 대안적 치료가 없는지, 그리고 그것이 환자에게 유리한 근거는 무엇인지 찾기 위해서 노력하기 시작했다.

그리고 추적 관찰을 통해서 디스크 환자 대부분의 경우, 돌출된 디스크가 자연 흡수되어 없어진다는 사실을 알게 되었다. 신경 부종이나 염증이 심한 급성기에 신경 손상만 잘 막아줄 수 있다면 환자는 수술 없이도 충분히 정상적인 상태로 회복할 수 있음을 의학계에서 우후죽순 발표하기 시작한 것이다.

다음은 크리스토퍼 포벨(Christopher Faubel) 박사가 2013년 10월 13일 웹사이트 'The Pain Source'에 게재한 「요추 추간판 탈출증의 자연 흡수(Auto-Resorption of Lumbar Disc Herniation)」 중 일부 내용이다. 이 자료를 보면, MRI 상으로 2012년에는 확연히 보이는 디스크 파열 부위가 2013년에는 저절로 없어진 것이 확인된다.

이와 같이 허리 디스크가 자연 회복이 가능함을 이해하면서

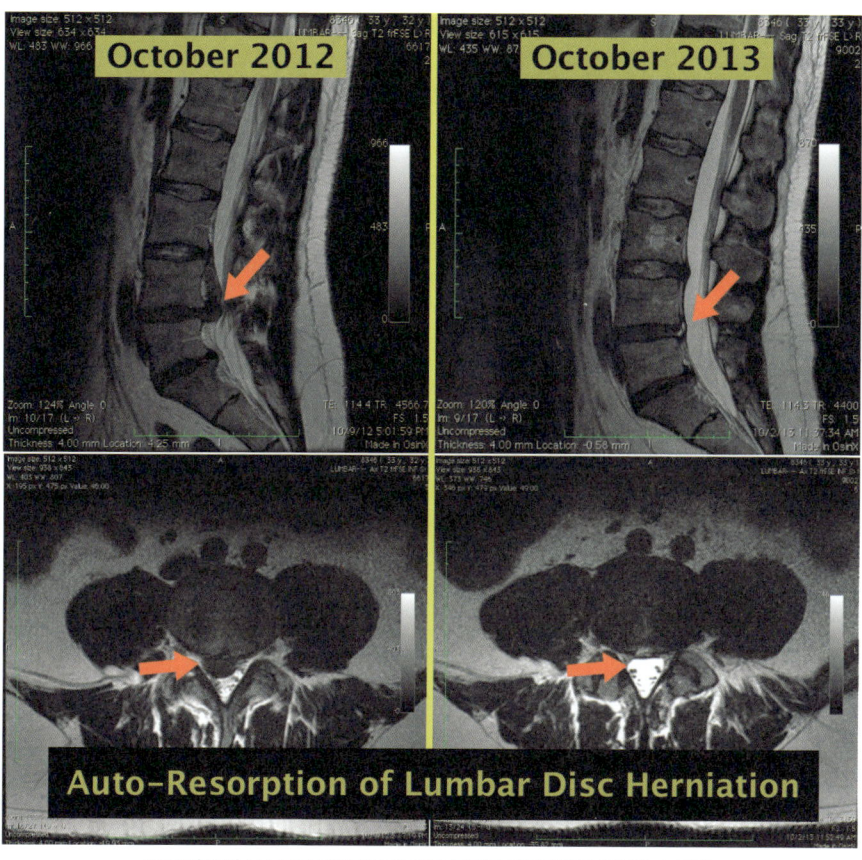

2012년의 디스크 파열 부위가 2013년에 저절로 없어진 것을 확인할 수 있다.

디스크로 인한 요통 환자들을 대하는 방식도 변화했다. 즉, 디스크를 제거해버리기보다 최대한 저절로 회복될 수 있도록 보호하고 지켜주는 방법을 우선적으로 고려하게 된 것이다. 디스크성 요통은 시간이 지날수록 환자에게 불리하지 않고, 반대로 유리한 상황이 되어감을 인정하는 시대가 왔다고도 할 수 있겠다. 즉, 요통은 큰 수술 없이도 자연적으로 더 좋아진다고 받아들여졌다. 그렇다면 의사는 어떻게 디스크성 요통 환자를 보호하고 지켜줄 수 있을까?

가장 핵심적인 부분은 신경 압박이 심한 상태에서 최대한 빨리 압박을 풀어주는 데에 있다. 신경의 혈액 순환을 재개시키고, 염증이 심한 부위라면 이러한 염증을 최소화함으로써 회복 기간을 단축시킨다. 또 신경과 조직 간 유착이 발생하는 좁은 구간에서는 유착 박리를 통해서 후유증을 최소화함으로써 환자를 보다 안전한 상태로 만들어줄 수 있다.

이런 방식이 신경 치료, 신경 차단, 신경 성형, 유착 박리 등의 여러 이름으로 불리고 있지만, 그 목적은 공통적으로 '디스크가 저절로 없어지기 이전에 신경이 피해를 입지 않도록' 행해지는 보전적인 치료 방식들이라 하겠다.

급성기가 지나가면 신경 기능이 차츰 안정되면서 통증이 줄어든다. 그러면 이때부터 요통 환자들은 허리와 하체의 경직을 풀어주는 스트레칭을 자주 하고, 이후 3개월 정도가 지나면 가벼운 산책부터 시작해 수영이나 필라테스, 요가 등의 운동을 각자의 체형과 신체 구조에 맞게 꾸준히 진행하면 좋다. 더불어 과체중이나 비만도가 높게 나온 환자의 경우라면 최소 5kg

이상 감량을 목표로 식단 조절까지 함께 신경 쓴다면 디스크성 요통으로부터의 해방은 그리 어려운 일이 아닐 거라고 자신할 수 있다.

○ 근본적인 디스크 치료

디스크를 치료할 때는 일시적으로 통증을 없애주는 것이 아닌 '근본적인 치료'를 진행해야 한다고들 한다. 그렇다면 이 근본적인 치료가 무엇인지, 그 의미부터 짚어봐야 할 것이다.

통증의 근본적인 해결을 위해서는 그 발생 원인을 정확하게 파악하고, 그 원인으로 발생한 각각의 통증 원리를 제거해야 할 것이다. 그렇다면 먼저 디스크의 발생 원리부터 다시 한번 짚고 넘어가보자. 앞서 구분해본 디스크 상태에 따른 치료법을 구체적으로 설명하겠다.

섬유륜 손상으로 인한 통증의 경우

이는 손상된 주변 디스크 수핵이 스며 나오면서 주변 신경을 자극하여 염증 반응을 일으키면서 통증이 발생하는 것이다. 임상적으로 이 단계는 갑작스럽게 목이나 허리를 삐끗하고 나서 물리 치료, 주사 치료 등을 했음에도 호전되지 않는다.

이렇듯 디스크 섬유륜 손상의 근본적인 치료라면 섬유륜에 발생한 균열이나 손상을 이어 붙여주는 것이겠지만, 이러한 치료는 존재하지 않는다. 만약 있다고 해도 간단히 신경 주변에 발생한 염증만 제대로 가라앉게 해주면 금세 좋아질 상태임에도 불구하고 굳이 섬유륜을 이어 붙여주겠다면서 목이나 허리를 째고 미세 현미경을 보면서 섬유륜을 치료하는 것은 그 어떤 의사도, 환자도 원치 않을 것이다.

그렇다면 이러한 섬유륜 손상의 현실적이고 효율적인 치료란 피부를 째고서 수술로 섬유륜을 이어 붙이는 것이 아니라, 신경 주사 치료를 통해 신경 주변에 발생한 염증 반응을 빨리 가라앉혀 섬유륜 조직 상태를 안정화시키는 것이라 보아야 할 것이다.

디스크 팽윤으로 인한 통증의 경우

이 단계는 칼로 도려내기는 애매한 정도의 부분적인 돌출 상태이다. 이 단계에 있는 환자의 증상은 어떨까? 먼저 목 디스크 환자의 경우에는 항상 목이 뻣뻣하고, 양쪽 어깻죽지가 무겁고, 승모근이 뭉치고, 두통과 팔 저림이 동반된다. 허리 디스크라면 만성적인 요통을 호소하면서 앉아 있을 때는 물론, 누워서 잘 때에도 허리 통증이 심해 자주 깨거나 아침에 일어나면 허리가 아파서 괴롭다고 호소한다.

이 단계에서는 자주 삐끗하고, 한번 이런 통증이 발생하면 그 강도가 상당히 세기 때문에 꼼짝도 못한다. 목 디스크의 경우 목을 못 움직이고, 요통의 경우에는 자리에서 일어나기 힘들어 보행조차 어려운 상태가 된다.

이 단계에 있는 환자에게 근본적인 치료란 무엇일까? 이 상태에서는 팽윤된 디스크를 잘라내기에는 그 크기가 애매해서 수술은 적절치 않다. 다른 대안으로 수핵을 레이저로 지져서 쪼그라들게 하는 방법을 고려할 수는 있는데, 이 경우 팽윤된 디스크가 잘 들어가지 않으면 통증은 통증대로 남아 있고, 일단 레이저에 지져진 디스크는 더 빨리 퇴행성으로 진행될 것이다. 근본적인 원인을 해결하겠다면서 진행한 치료가 도리어 문제를 더 키우는 상황이 된다.

또 디스크 팽윤은 섬유륜 손상처럼 일상적으로 쉽게 관찰되는 단계의 디스크 질환이기 때문에 보일 때마다 수술을 권유하거나 고려해야 하는 상태는 아니다. 즉, 이는 근본적인 치료로 인정하기가 어렵다.

따라서 디스크 팽윤 또한 팽윤의 자극으로 인한 신경 흥분과 조직의 경직을 정상적인 상태로 빨리 안정화시키는 신경 주사 치료를 중추와 말초에 동시에 시행하여 회복 시간을 단축하는 것이 바람직한 치료 방향이라 하겠다.

디스크 파열의 경우

디스크 파열의 임상적인 특징이라면, 목 디스크의 경우에는 팔에, 허리 디스크의 경우에는 다리에 극심한 신경 통증을 동반한 경추 통증 혹은 요통을 언급할 수 있다. 이때 통증을 조절해 주는 것도 중요하지만, 파열된 디스크 주변의 큰 신경을 압박함으로써 나타난 신경 손상이 더 위급한 문제를 일으킬 소지가 있다.

따라서 팔다리의 힘 빠짐이나 마비 증상, 대소변 조절 장애 상태 혹은 일반적 주사 치료나 시술에 전혀 반응하지 않는 상태라면 수술적 접근을 고려해야 한다.

사실 디스크 파열이 발생했다 하더라도 파열된 디스크는 자연적으로 몸에 흡수되면서 시간이 지날수록 저절로 줄어든다. 따라서 자연스러운 관점으로 본다면 디스크 파열도 무조건 수술을 할 필요는 없는 것이 근본적인 원리에 맞다. 그렇기 때문에 디스크가 터진 환자분들 다수가 터진 디스크를 수술로 도려내지 않고서 주사 치료만으로도 회복할 수 있는 것이다.

또 디스크가 터졌을 때 탈출된 디스크를 잘라내는 감압술이나 나사로 고정하는 유합술 등의 허리 수술은 허리 자체의 생체역학적 강도를 약화시킬 우려가 있다. 이런 점에서 수술적 접근을 통한 디스크 치료는 근본적으로 목과 허리를 치료해 다시는 목이나 허리 디스크가 재발하지 않게 하려는 '근본적 치료'라는 개념에 오히려 위배된다고 할 수 있다.

물론 이렇듯 디스크 파열 자체가 무조건 수술을 필요로 하는 건 아님에도 불구하고 반드시 수술을 진행해야 하는 경우도 분명히 있다.

예를 들어, 디스크 파열이 하필이면 큰 신경이 있는 공간으로 밀려 나와서 신경을 심하게 압박하여 신경 손상이 진행되는 양상을 보이는 경우라면 어떨까? 그럴 때에는 설사 허리가 약해진다고 해도 수술을 통해서 빨리 신경을 구하는 것이 급선무일 것이다. 그렇지 않으면 디스크가 저절로 없어지기 전에 신경 손상 속도가 더 진행되면서 다친 신경이 회복 불가의 상태가 될 수 있기 때문이다. 이런 경우는 위에서 설명한 근본적 치료 개념으로부터 예외적으로 수술을 반드시 고려해봐야 한다.

디스크 격리 상태인 경우

이 상태는 임상적으로 복잡하고 복합적인 형태의 디스크 타입이라 할 수 있는데, 이는 엑스레이나 MRI 상 보여주는 질병의 상태와 환자의 통증 상태가 '양의 상관관계'가 아니라는 의미다. 즉, 손상을 측정하는 도구의 해석과 환자가 표현하는 통증의 상태가 일치하지 않고, 다양한 임상 증상의 가능성을 내포

한다. 이때 MRI 상에서는 반드시 '디스크 격리'를 보이지 않을 수도 있다.

하지만 그렇다 해도 환자의 통증 호소 상태를 이해하는 데에는 크게 문제가 되지 않는다. 다시 말해, 디스크의 '만성 통증' 단계이므로 측정 도구에서 보이는 부분에만 의미를 두면 안 되고, 의사마다 통증에 대해 해석하는 능력에 따라 환자를 통증으로부터 구할 수 있을지 여부가 결정된다.

이 정도에 온 환자들은 대개 검사라는 검사도는 물론 여러 시술도 웬만큼 다 해보았을 것이다. 심지어 수술까지 받았지만 호전되지 않은 상태로 대학병원부터 유명 병원, 한방 병원, 한의원에 이르기까지 모두 돌아본 경우일 가능성이 높다.

이들의 경우에는 무엇을 잘라내고, 도려내고, 지지고, 내시경을 들여다보며 뭔가를 박리한다 해도 몸의 문제는 서로 복잡하게 얽혀 있을 것이다. 따라서 그동안 치료가 안 되었다기보다는, 문제가 더 복합적인 것이라서 한 가지만으로는 절대 해결되지 않는다는 것을 의미한다. 이들의 치료 과정에서는 일관성 있게 창조적으로 접근해야 한다. 이것이 진정으로 근본적 치료에 가까운 것이라 할 수 있겠다.

◦ 디스크 파열, 수술만이 답이 아니다

디스크 파열이 생겼을 때 반드시 기억해야 하는 것이 세 가지가 있다.

첫째, 디스크가 터졌다고 해서 바로 수술하지 않는다. 디스크 파열 환자의 90~95% 이상은 수술 없이 적절한 치료만 받아도 분명히 호전될 수 있다. 앞서 설명했듯, 일단 터져서 밖으로 돌출된 디스크의 크기가 아무리 크다고 해도 시간이 지나면 이는 저절로 감소하게 된다. 외부에 노출된 디스크 성분을 인체의 면역 반응 시스템이 분해시키기 때문이다.

터진 디스크에 눌린 신경은 염증 반응으로 팔이나 다리에 심한 신경 통증을 유발하고, 이것이 오래되면 신경 손상을 유발할 수 있다. 따라서 이때 가장 긴급한 처치는 바로 손상된 신경 기능을 빨리 복구시켜주는 것이다.

만일 병원에 가서 위에서 언급한 적절한 치료를 시행한다면 디스크에 압박된 이러한 신경 손상의 가능성을 없앨 수 있다. 파열된 디스크의 축소 시간을 단축한다면 더욱 더 수술이 불필요할 것이다.

디스크 주변의 압력을 감소시켜줄수록 혈류량과 면역 반응이 증가하면서 회복 속도가 빨라지고 디스크 흡수율도 높아진다. 다만, 심각한 근력 저하나 팔다리 마비 등이 발견되는 경우에는 수술을 고려해야 하는 경우도 있다. 그러나 이는 임상 증상으로 판단하는 것이지, MRI 상 보이는 디스크 파열의 심한 정도와는 크게 관련이 없을 수 있다.

둘째, 디스크가 터졌다고 해서 상황이 더 안 좋은 것은 아니다. 터진 디스크의 요통 환자가 일반 디스크의 요통 환자보다 더 심각한 상태라고 단정할 수는 없다는 뜻이다. 적절한 치료를 받았을 경우, 디스크 파열 환자가 단순 디스크 팽윤 환자보다 빠른 경과를 보여주는 경우도 종종 발견된다. 오히려 만성 요통 환자보다 치료에 대한 반응이 더 빠르고 즉각적으로 나타나는 경우도 많다.

파열된 디스크는 신경 압박과 함께 수핵에 있는 산성 물질을 배출하면서 근처 신경 조직을 자극함으로써 심한 통증을 만들어낸다. 마치 염산에 닿은 것처럼 말이다. 적절한 치료를 통해서 신경 압박과 화학적 자극을 감소시켜 이를 해결해주면 치료 반응도 상당히 좋을 뿐더러, 추후 만성 요통으로 진행되는 후유증도 미연에 방지할 수 있다.

셋째, 수술한 디스크는 퇴행 속도가 빨라진다. 인공 디스크를 넣은 자리의 위쪽 디스크는 퇴행 속도가 급속히 빨라진다. 건드린 디스크는 더 빨리 퇴행하고, 지지면 그보다도 더 빨리 퇴행한다.

수술받은 디스크 구조는 다른 디스크보다 약해지기 때문에 퇴행성 변화가 가속화된다. 또한 빨리 퇴행되어버린 디스크는 다른 디스크 및 척추 구조들과 융합을 이루지 못하고, 멀쩡한 다른 디스크도 약해지게 만들면서 위아래 디스크까지 함께 약해진다. 그래서 디스크가 또 생기고, 결국 여러 부위에 디스크 질환이 같이 존재하는 상태가 되어버린다. 서서히 만성 척추 질환으로 가는 것이다.

또한 적절한 치료 없이 바로 수술을 하는 경우에는 오히려 수술 후 척추 통증이 더 어려운 상황으로 변질될 수 있다. 디스크 수술 후에도 그대로 남아 있는 척추 통증 때문에 오랫동안 고생하게 된다.

넷째, 통증은 조직의 손상 정도와 비례하지 않는다. 만성 통증을 경험하는 환자들의 경우, 병원에 가서 본인의 증상을 의사에게 얘기하다 보면 충분히 얘기를 하지 못했음에도 시간 관계상 반강제적으로 상담이 중단되기 일쑤거나, 아니면 검사 결과에는 질환이 명확히 나오지 않아 환자의 통증이 몸이 아닌 정신과적인 문제로 치부되기도 한다.

오랫동안 환자들을 지독하게 못살게 구는 통증의 진짜 모습에 대해서 통증 전문의로서 '통증은 조직의 손상 정도와 비례하지 않는다.'고 말하고 싶다. 다시 말해, 우리가 느끼는 통증은 때로 아무리 조직의 상태가 심각해도 그만큼 통증을 느끼지 않을 수도 있으며, 역으로 문제가 눈앞에 또렷하지 않음에도 불구하고 엄청나게 괴로운 통증이 있을 수도 있다는 의미다. 그렇기 때문에 엑스레이와 MRI를 찍고 초음파도 봐가면서 환자의 몸 구석구석을 확인하고 검사란 검사는 다 해봤지만, 환자가 이 정도로 통증을 느낄 만한 특별한 이상이 발견되지 않을 수도 있다.

그렇다고 해서 이것이 신경 쇠약이나 정신과적 문제에 의해 가짜 통증을 느낀다는 의미가 아니다. 이렇게 원인이 시원하게 보이지 않는 만성 통증의 이유는 통증을 제어하고 운영하는 '통증 시스템'이 고장나서 발생하는 문제이기 때문이다. 그래서 정확한 통증 원인을 콕 집어내기 힘들고, 무엇보다 제대로 된 치료를 하려면 오류가 발생한 통증 시스템부터 차근차근 해결해나가야 한다.

통증 시스템은 말초에서부터 중추까지 연결된 일종의 인터넷망 같은 '네트워크'로 구성되어 있다. 신경 치료라는 개념은 단순 주사 치료로 한 부위 신경만을 국소 마취제나 스테로이드 같은 약물을 줘서 병을 낫게 한다는 뜻이 아니다. 그보다는 신경에 가까이 미세 바늘을 접근시켜서 좋은 자극을 반복해서 제공하고, 그 이후 해당 부위와 연관된 다른 지역에도 신경 치료를 동시에 시행하여 치료의 효과를 높이는 것이다. 그러면서 말초와 중추뿐만 아니라 환자가 가지는 통증에 대한 인식도 같이 긍정적으로 변화시켜서 통증 주사 치료에 대한 심리적·생리적·병리학적 결과의 최대치를 끌어내는 것이 목적이라고 할 수 있겠다.

치료 사례

case 1. 디스크 파열 및 좌골 신경 압박

어느 일요일 오전, 병원 직원으로부터 급히 연락이 왔다.

"어떤 환자분이 병원 인스타그램 DM으로 허리 디스크가 터진 것 같다면서 급히 치료받을 수 있는지 물으셨는데, 원장님 지금 치료 가능하시겠어요?"

그리고 나서 직원이 보내준 메시지 대화 내용을 확인해보니, 일전에 내원한 환자분이었다. 허리 상태가 너무 좋지 않아서 허리 디스크 시술을 권유했으나 환자분의 요청에 따라 주사 치료만 진행했었다. 일요일 오전인데 급히 연락을 해온 것을 보니 아무래도 상태가 심상치 않아 보였다.

다행히 그날 오전에는 병원에 나가서 다른 입원 환자들의 치료를 진행할 예정이었다. 그 환자분도 같이 치료하면 될 것 같아서 병원으로 오셔도 될 것 같다고 했더니, 환자분께 도움을 드릴 수 있어 기뻐하던 직원의 목소리가 기억이 난다.

환자분은 다른 보호자들과 함께 고통스러운 신음을 내며 진료실로 들어왔다. 허리 통증이 극심해져서 양쪽에서 보호자의

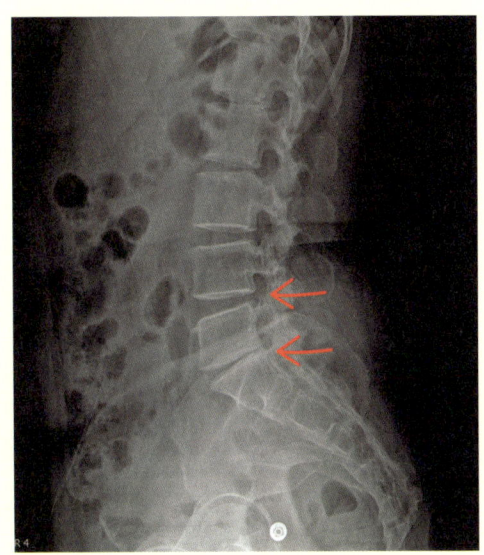

시술을 권했던 3개월 전 엑스레이

부축을 받고 간신히 걸었고, 가만히 있을 때는 허리가 주저앉을 것 같은 통증이 밀려와 바닥에 웅크린 채로 끙끙 신음소리를 낼 정도로 상태가 심각했다.

"지금 허리 상태가 너무 안 좋아서 주사 치료는 효과가 없을 것 같아요. 저번에 설명드린 디스크 시술을 지금 바로 하는 게 좋겠습니다."

환자분은 여기에서 안 된다고 했으면 어디서든 당장 어떤 시술이라도 받고 싶을 정도로 아프다며 흔쾌히 시술하겠다고 했다. 바로 치료실에서 신경 성형술과 디스크 시술을 시작했다.

수면 마취를 하고서 시술을 진행했기 때문에 환자분은 몰랐겠지만, 시술은 생각보다 꽤 힘들었다. 하지만 조금이라도 빨리 환자분이 회복되길 바라는 마음으로 최선을 다했고, 치료 후 힘겹긴 하지만 다행히 본인 스스로 걷고 서 있을 수 있는 상태까지 회복된 것을 확인하였다.

치료한 다음 날, 내원한 환자분은 통증이 꽤 줄어서 똑바로 누워 있을 수 있었다. 그래서 MRI 촬영을 진행할 수 있었고, 요추 4, 5번 디스크 파열과 좌측 요추 5번 신경 입구가 밀려 나온 디스크에 막혀서 좌골 신경이 압박받는 것을 명확히 확인했다.

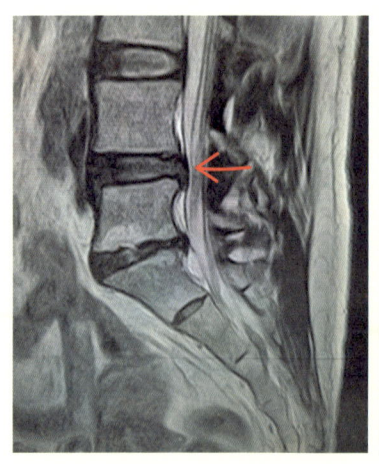

요추 4-5번 디스크가 터져서 흘러내린 상태

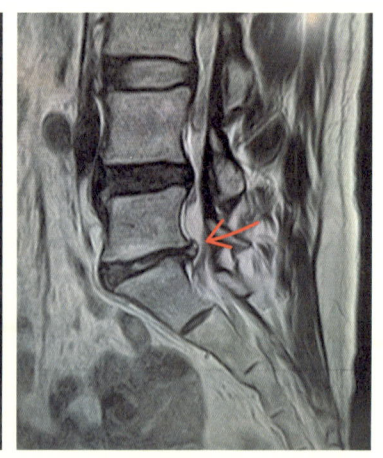

요추 5번과 척추 1번 디스크가 심한 돌출로 좌측 좌골 신경을 강하게 누르고 있다.

디스크가 좌골 신경을 압박하고 있어서 좌측 엉치 및 다리 통증도 심했을 것이다. 이러한 협착이 있다는 것을 확인하고 나서 요추 5번의 추간공을 미세 바늘로 넓혀주면서 유착을 박리해주는 유착 박리술을 진행했다. 그리고 나서, 다시 다음 날 환자분을 보니 휘어진 허리가 제자리로 많이 돌아와 있어서 보행 자세가 한결 좋았다.

퇴원하는 환자분에게 시술받은 것은 수술받은 것과 똑같은 상태라고 생각하면서 절대 무리하면 안 된다고 주의를 주었다. 또 추가적인 신경 치료를 몇 번 더 받아야 한다고 설명했다. 그 후 몇 차례 더 신경 치료를 받고 나서 환자분의 상태는 완전히 좋아져 치료를 종결했다.

case 2. 심각한 척추 휨

하루는 기괴할 정도로 한쪽으로 허리가 꺾여 있는 환자분이 내원했다. 몇 걸음을 옮기는 것조차 위태로워 보일 정도로 허리가 너무 심하게 꺾여 있었는데, MRI 촬영이 가능할지 걱정될 정도였다.

겨우 MRI를 찍어보니 여러 부위에 디스크가 돌출되어 터져 있었고, 척추 신경부터 우측 골반 및 다리 신경까지 모조리 눌려 있었다.

특히 우측 허리 신경으로 밀고 들어간 디스크가 명확히 확인되었고, 이 외에도 여러 문제가 더 있었기 때문에 수술을 하지 않고 시술로만 낫게 할 수 있다고 환자분과 보호자에게 자신 있게 말씀드리기 난감한 상태였다. 그래서 치료 중간에 증상이 악화될 수도 있고, 그에 따라서 수술 필요성이 요구될 가능성이 높은 상태임을 고지했다. 즉, 다리 마비가 올 수도 있고, 대소변 조절이 안 될 경우에는 안타깝지만 반드시 수술이 필요하

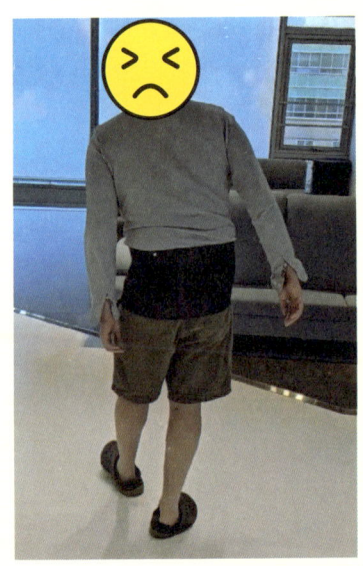

좌측으로 심하게 꺾여 있는 허리

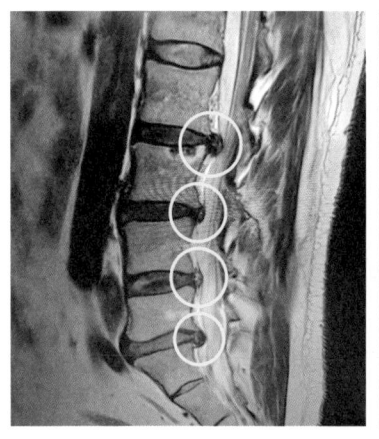 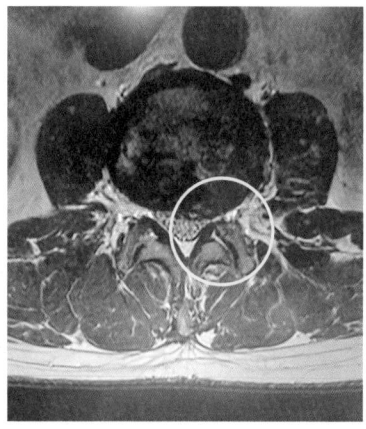

여러 부위가 터져 있는 디스크 　　우측 허리 신경으로 밀고 들어간 디스크

다고 말이다.

  그렇게 환자와 보호자의 동의하에 입원을 진행시키고서 문제가 된 디스크와 신경 부위를 디스크 및 신경 성형술을 통해서 하나씩 차근차근 치료해 나갔다. 다행히 치료 1주일 만에 환자의 증상은 개선되었다. 삐뚤어졌던 허리도 바로 펴졌으며, 보행도 정상적으로 할 수 있게 되었다.

  기뻐하며 퇴원하는 환자분에게 디스크가 여러 부위에 있기 때문에 다시 재발할 수 있으니 평소에도 오랫동안 걷기보다는 전신 스트레칭과 맨몸 체조를 꾸준하게 하여 몸이 뻣뻣해지지 않도록 유의하라고 당부하고서 치료를 종결했다.

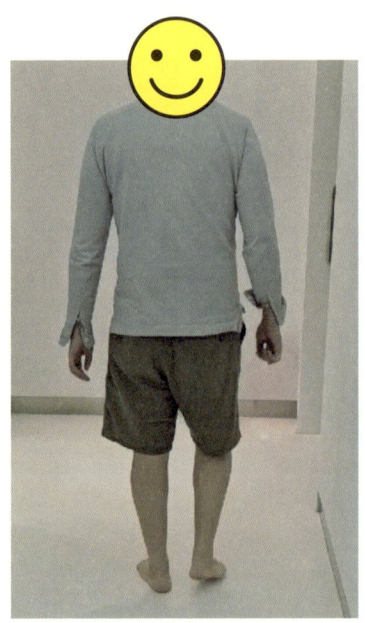

시술 후 바르게 펴진 허리

case 3. 급성 디스크 파열

 이전부터 간헐적으로 요통을 호소하던 30대 여자 환자분이 갑자기 발생한 심한 요통으로 내원했다.
 당시 환자분의 허리 통증은 걸음도 힘들 정도로 심했는데, 하필 당장 내일 중요한 출장을 앞두고 있다고 했다. 취소할 수 없는 아주 중요한 일정이라며, 통증도 통증이지만 환자분의 걱정이 이만저만이 아니었다.

의사 입장에서는 안정 상태를 유지하는 것이 무엇보다 회복에 중요한 요소라고 말하고 싶지만, 세상을 살아가다 보면 현실적인 문제가 이론보다 더 중요할 때도 있다. 환자분에게 지금처럼 허리가 휘고 좌측 엉치가 아프고 걷기가 힘든 상태라면 디스크 파열 가능성이 높다고 설명했다. 마음 같아서는 지금 당장 입원을 시키고 싶지만 일단 오늘 열심히 치료해보고, 내일 아침에도 여전히 상태가 좋지 않으면 그때라도 일정을 취소하고 바로 병원으로 와야 한다고 당부했다. 그러고 나서 바로 디스크 시술 및 신경 성형술을 진행했다.

덧붙이자면, 디스크 시술은 찢어져 있거나 돌출된 디스크 수핵의 재흡수를 촉진하고 신경 조직과의 유착을 제거하려는 목적을 가지고 진행하는 것이다. 다행히 환자분은 치료를 끝내고 나가면서 아까보다는 조금 편해진 것 같다고 말했다. 하지만 내일 아침의 허리 상태가 중요하니 지켜보아야 한다고 신신당부했다.

치료 다음 날, 환자분의 상태가 호전된 것인지, 또 일정을 강행했는지는 알 수 없었다. 아침에 바로 병원에 오진 않았기 때문이다. 살짝 걱정되기는 했으나 경과는 환자를 직접 봐야 알 수 있으니 일단 기다려보자는 생각이었다.

실제로 환자분은 출장을 잘 다녀와서 웃으며 병원에 다시 내원했다. 치료한 다음 날 증상이 아주 좋아져서 무사히 일정을 마칠 수 있었다고 내게 무척 고마워했다.

극심한 고통이 있었으나 치료 직후 환자분이 이렇게 빨리 좋아진 이유는 뭘까? 환자의 통증은 디스크를 감싸고 있는 섬유륜이라는 디스크의 인대 조직이 찢어져 수핵의 일부가 그 틈새 부위에서 흘러나와 신경을 부식시킬 때 나타나는 현상이었기 때문이다.

만약 디스크가 거대하게 돌출돼버리거나 마치 쓰나미처럼 대량으로 흘러나온 오는 경우에는 신경 주사 치료는 효과가 적다. 이런 경우에는 신경 성형술과 디스크 수핵 성형술을 같이

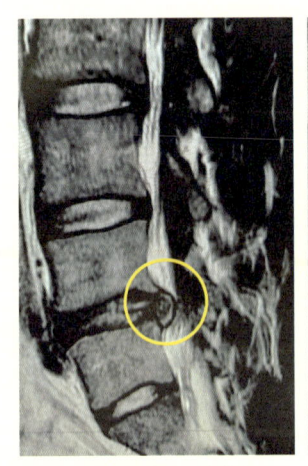 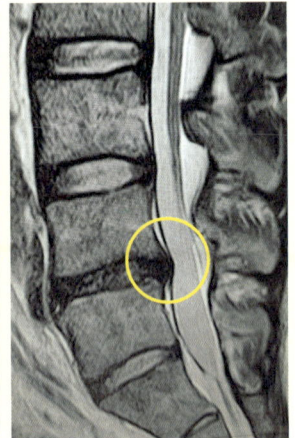

치료 전 디스크 파열   치료 후 파열 디스크의 압박이 사라진 모습

해주면 안쪽의 파열 조직이 재흡수되는 시간을 단축시킬 수 있다. 그렇게 부식된 신경 조직을 얼른 재생시키면서 비교적 빠르게 회복할 수 있는 것이다.

 따라서 극심한 요통과 하지 저림, 방사통이 있더라도 무작정 서둘러서 수술을 진행하는 일은 없어야 할 것이다. 수술은 심사숙고하고 정말 불가피한 상황에서만 진행하는 것이어야 하기 때문이다.

3장

어깨 통증

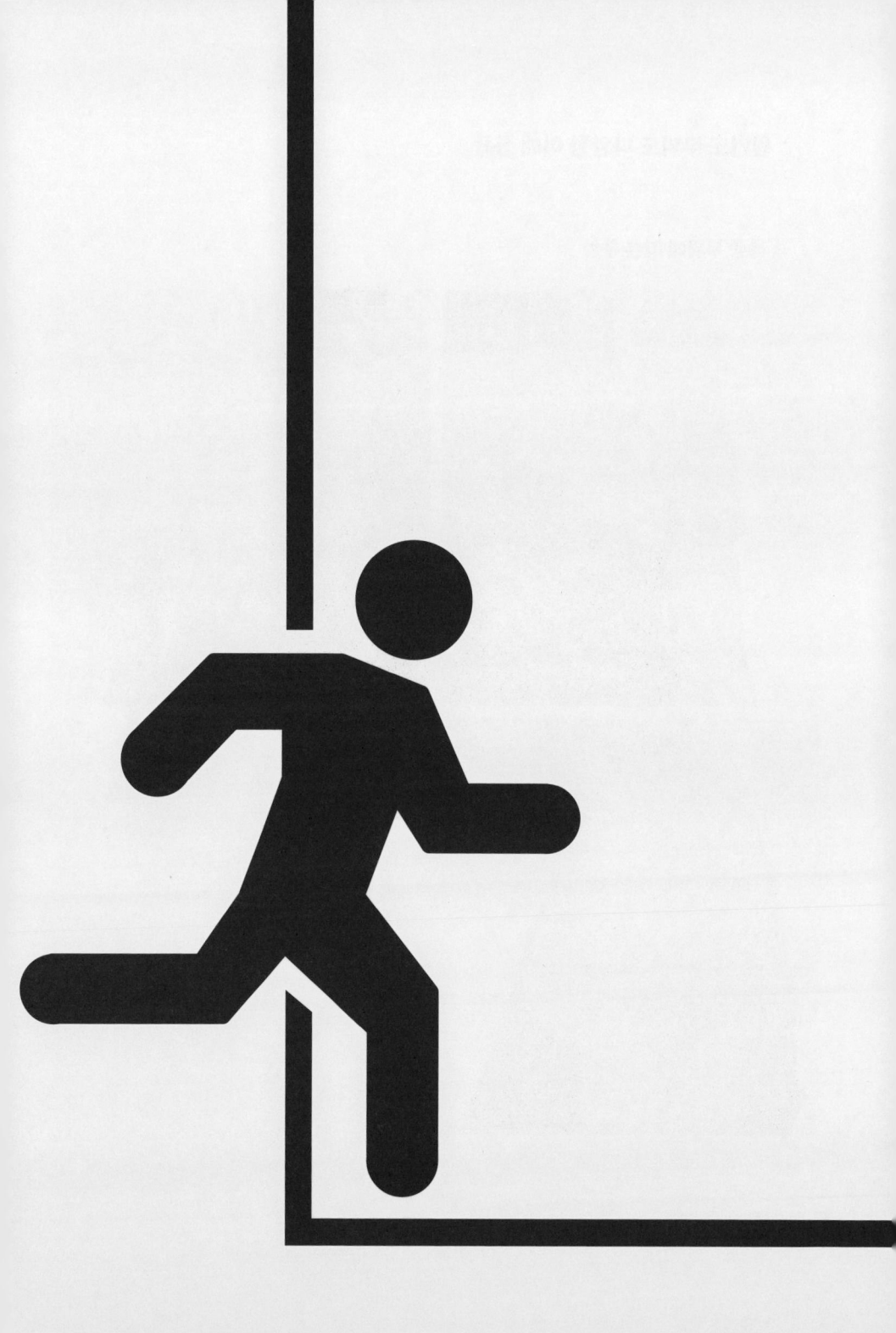

원인도 부위도 다양한 어깨 통증

○ 통증 부위에 따른 구분

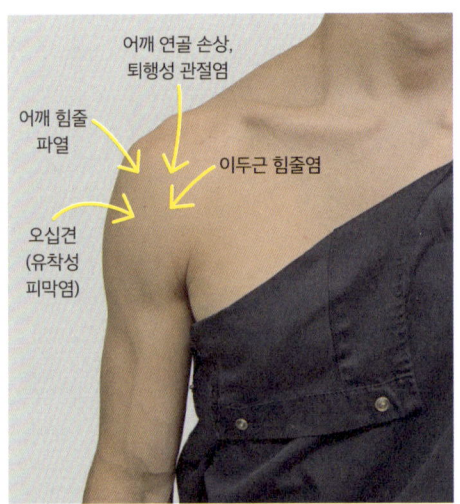

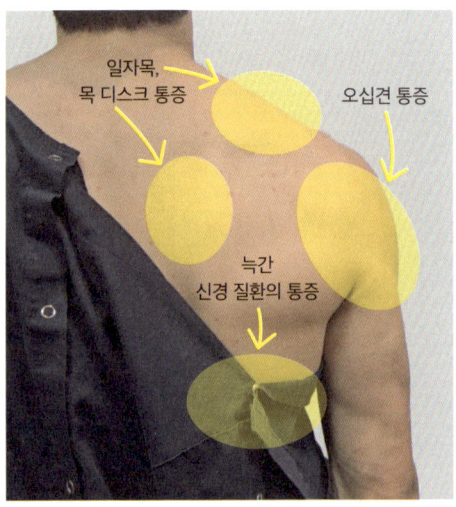

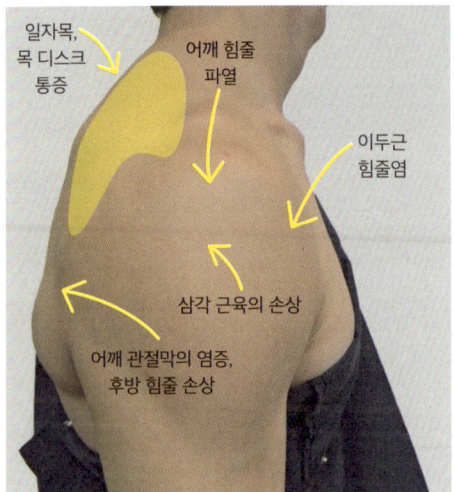

● 동작에 따른 구분

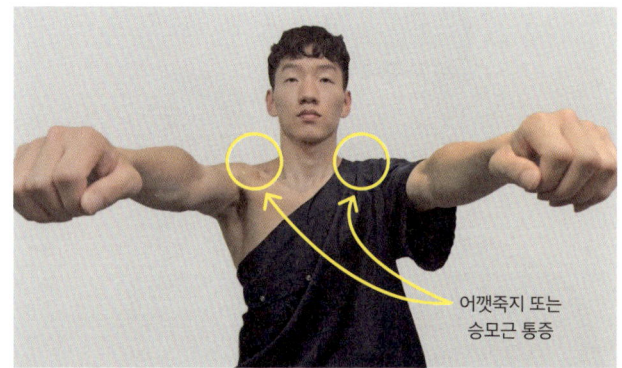

어깻죽지 또는 승모근 통증

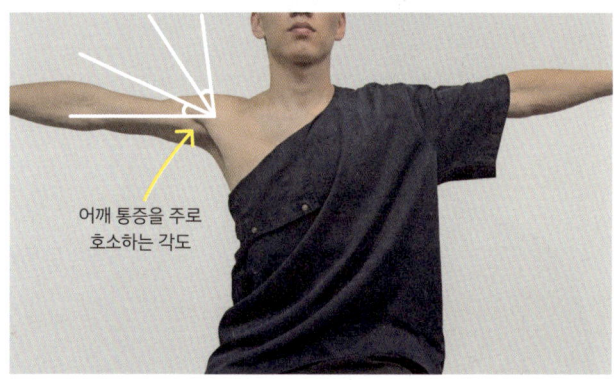

어깨 통증을 주로 호소하는 각도

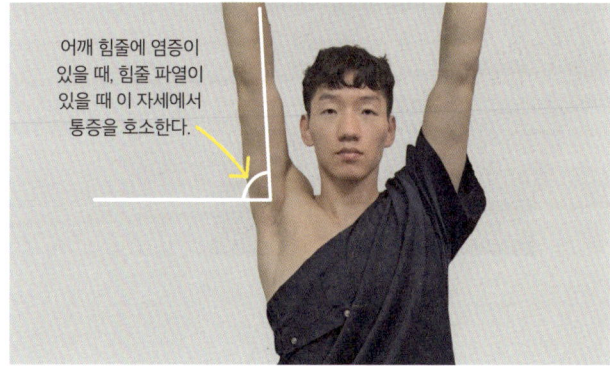

어깨 힘줄에 염증이 있을 때, 힘줄 파열이 있을 때 이 자세에서 통증을 호소한다.

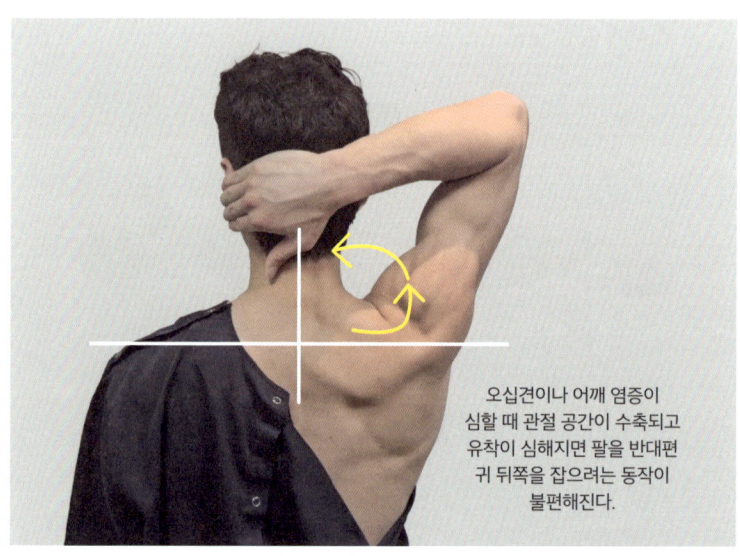

오십견이나 어깨 염증이 심할 때 관절 공간이 수축되고 유착이 심해지면 팔을 반대편 귀 뒤쪽을 잡으려는 동작이 불편해진다.

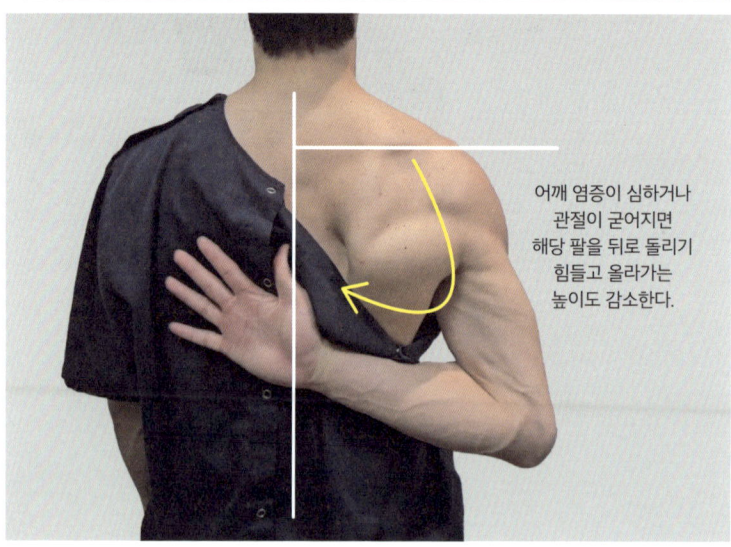

어깨 염증이 심하거나 관절이 굳어지면 해당 팔을 뒤로 돌리기 힘들고 올라가는 높이도 감소한다.

증상으로 보는 어깨 통증 자가 진단

어깨를 80도 이상 들 때, 걸리는 듯한 통증이 발생한다.	1단계 어깨 통증
가만히 있어도 어깨에 기분 나쁜 욱씬거림이 있다.	2단계 어깨 통증
갑자기 움직이면 깜짝 놀랄 정도의 통증이 발생하고, 통증의 여운이 몇 초간 지속된다.	3단계 어깨 통증
어깨를 움직일 수 있는 범위가 줄어서 팔을 뒤로 젖히거나 열중쉬어 자세가 잘 되지 않고, 예전보다 팔을 뻗기가 힘들다.	4단계 어깨 통증

승모근만의 문제가 아니다

 어깨 통증으로 병원을 방문한 환자분 가운데에는 어깻죽지 또는 승모근이 아프다고 하는 경우가 많다. 승모근은 목에서부터 어깨와 등 하부에 가오리 모양처럼 생긴 근육인데, 흔히들 어깨가 뭉치고 딱딱해져 있다고 주무르게 되는 바로 그 부위가 대부분 상부 승모근이 분포하는 부위다.

 어떤 환자분들은 승모근에 문제가 있는 것 같다고 스스로 먼저 알려주곤 한다. 이들은 평소 이 근육이 딱딱하게 뭉쳐서 아

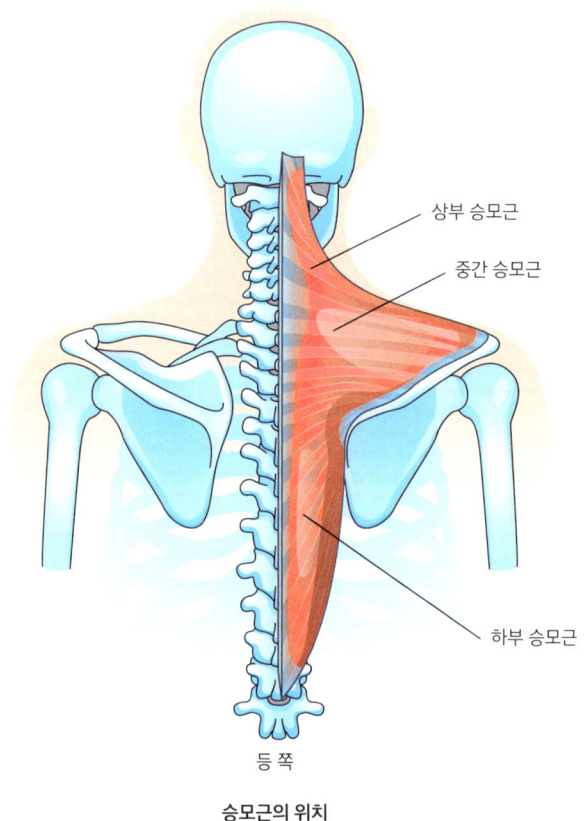

승모근의 위치

픈 것이라고 생각하여 이 부분에 마사지를 받거나 폼롤러로 문지르고, 틈틈이 스트레칭을 하기도 하며 베개를 여러 번 바꿔 보면서 뭉친 곳을 풀려고 노력한다. 하지만 금세 다시 원래의 상태로 돌아간다고들 말한다.

그러다가 어깨 결림이 심해지면 목 움직임에도 제약이 생기게 되고, 결국 병원을 찾아가 도수 치료, 충격파 치료, 추나 요법, 침 치료, 주사 치료를 받고 일시적으로 호전되었다가도 금방 다시 아파지는 상황에 몰린다. 환자의 이런 노력을 무색하게 만드는 어깻죽지의 결림과 통증의 무한 루프는 대체 왜 이토록 해결되지 않는 것일까?

그 이유는 만성적인 어깻죽지 뭉침은 근육 문제로 발생하는 것이 아니기 때문이다. 근육은 특정 관절을 움직이거나 신체의 자세를 유지하는 데에 필요한 기관인데, 근육의 기본 소단위인 근섬유의 수축과 이완은 자발적으로 발생하지 않고 신경의 자극이 있어야만 가능하다. 즉, 어깻죽지가 뭉치거나 결리려면 어깻죽지와 연결되어 있는 신경의 자극이 필요하다는 뜻이다. 이 어깻죽지와 연결되어 있는 신경은 목에서 나오는 척수 신경과 밀접한 관련이 있다.

목 디스크나 일자목 같은 화학적 혹은 물리적 자극이 목 신경을 건드리면 흥분성 신호가 목 신경의 경로를 타고 어깻죽지까지 전달되면서 근육이 수축을 시작한다. 그리고 신경 기능의 병적 상태가 해결되지 못하면 수축된 신경은 이완하지 못하고 단축된 상태로 살아가게 된다.

만약 이런 상태의 근육을 풀어준다고 폼롤러로 문지르거나 마사지나 스트레칭을 심하게 하면 길이가 짧아져 있는 근섬유

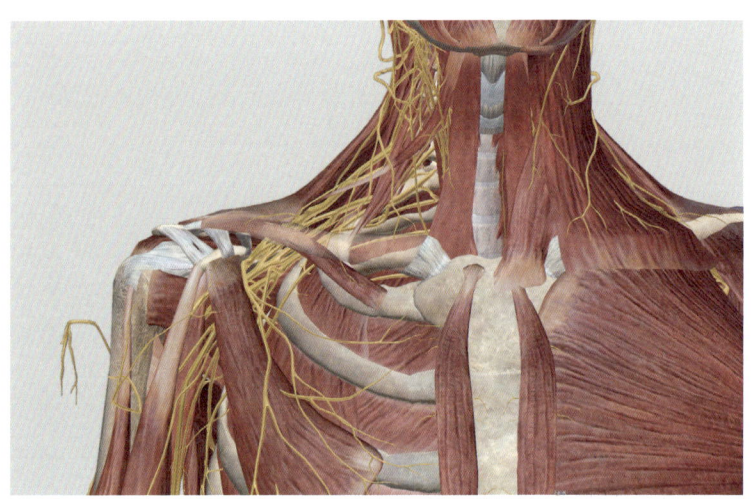
어깻죽지와 연결되어 있는 목 신경의 모습

에 자칫 손상을 일으킬 수 있다. 그러면 근육에 염증 반응이 일어나면서, 당장 그날은 풀어진 것 같아도 다음 날에는 더 아프고 붓고, 심하게는 섬유 조직 사이에 진물이 스며 나오면서 조직 간 유착이 일어나 더 단단하게 묶여버리는 어처구니없는 상황에 빠지게 된다.

따라서 이런 만성적인 근육 뭉침에는 신경생리적 개입이 내재되어 있을 가능성을 항상 고려해야 한다. 또한 중추에서 말초까지 신경에 가해지는 유해 자극을 제거하고, 억눌린 근육을 자유롭게 이완시켜주는 숙련된 치료가 행해져야 만성 어깻죽지 통증을 완화하는 데에 실질적인 도움이 될 수 있다.

어깨 결림에 관여하는 근육들

참고로 어깨 결림에 관여하는 근육에는 승모근 외에도 견갑올림근과 능형근이라는 것도 있다. 그중 견갑올림근은 양쪽 견갑골(어깨뼈)에서 비스듬히 올라가 목뼈에 붙어 있는 근육으로, 목을 숙였을 때 목 자세를 잡아주는 데에 중요한 역할을 한다. 능형근 또한 목뼈 하단에서 견갑골에 붙어 있는 근육으로서, 우리가 목을 숙일 때 등 쪽에서 잡아주는 중요한 근육이다.

그런데 이 견갑올림근이나 능형근은 지구력이 높은 편이 아니기 때문에 장시간 휴대폰을 들여다보거나 앉아 있는 동작을

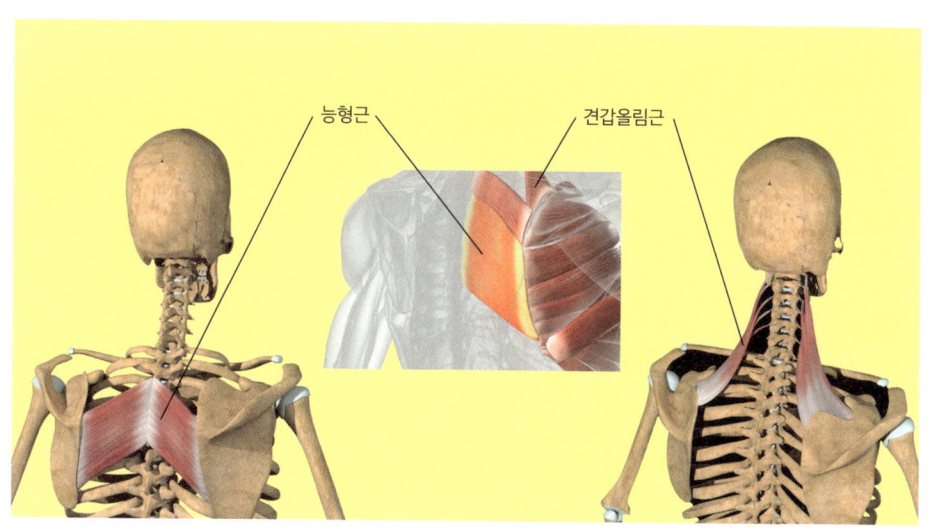

어깨 결림에 관여하는 능형근과 견갑올림근의 위치

유지하면 이곳에 피로가 축적되어 신축성이 줄어든다. 여기에 일자목이나 목 디스크로 인한 유해 자극이 발생하면 신경통과 함께 결림 증상이 극심해지게 된다.

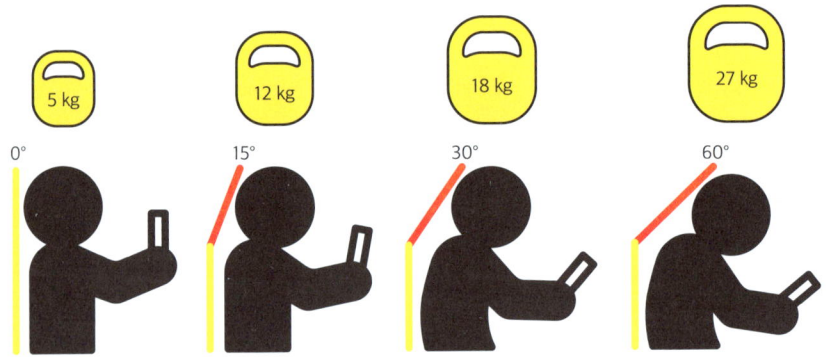

고개가 숙여진 각도에 따라
견갑올림근과 능형근이 버텨야 하는 머리의 무게

따라서 신경 치료를 통해서 목과 어깻죽지 근육들의 비정상적인 수축 상태를 정상화시킬 수 있더라도, 말초에서 유착된 근섬유들을 치료할 때에는 승모근, 견갑올림근 그리고 능형근까지 같이 치료해야 보다 효과적으로 말초 치료가 이루어졌다고 할 수 있겠다.

그렇다면 이토록 중요한 견갑올림근이나 능형근은 왜 승모근보다 덜 알려진 걸까? 아마도 견갑올림근은 승모근보다 더

깊숙한 곳에 위치해 있기 때문일 것이다. 이로 인해 마사지나 충격파 요법으로 효과를 보기는 쉽지 않다. 또한 주사 치료를 하면 바늘이 깊게 들어가 자칫 기흉과 같은 위험한 상황을 만들 수도 있다.

이처럼 치료 효과를 바로 감별하기도 어렵거니와, 시행자의 숙련도에 따라 치료 효과의 차이가 크고 위험이 따르기 때문에 승모근보다는 치료해야 할 필요성과 중요성이 덜 언급되는 것이 아닐까 추측해본다.

요컨대, 중추의 신경 치료와 함께 말초의 어깻죽지 치료는 위 세 가지 근육의 단축과 유착을 제거하는 방향으로 진행이 되어야 정상적인 근섬유 기능을 회복하면서 탄력 있고 건강한 상태를 유지할 수 있다.

어깨 통증의 주범, 충돌 증후군

어깨 통증을 호소하는 분들 대부분은 통증을 느끼는 쪽 팔을 쭉 뻗어서 올릴 때마다 특정 부분이나 각도에서 통증을 느끼기 시작하면서 본인의 어깨에 뭔가 문제가 생겼다는 것을 알아차린다. 대체로 이런 어깨 통증 범위는 옆으로 올렸을 때를 기준으로 60~120도 사이로, 그 범위를 넘어가면 통증이 감소하는 양상을 보인다. 통증을 느끼는 각도가 이런 특징적인 범위를 가지는 이유는 뭘까?

어깨 힘줄에 염증이 생겨 부으면 팔을 올릴 때마다 어깨뼈와 견봉이라는 뼈 구조 사이에 끼어 있는 힘줄이 닿으며 통증을 느끼기 시작한다. 그리고 나서 힘줄이 견봉을 빠져나오는 구간에서는 통증이 감소하는 양상을 보이는 것이다.

이렇게 움직이는 각도에 따라서 어깨 통증이 달라지는 질환을 '어깨 충돌 증후군'이라고 부르는데, 이 충돌 증후군이 생기는 것은 힘줄에 염증이 생겨서 어깨뼈와 닿을 때마다 아프게 만들기 때문이다. 그렇다면 이렇게 어깨 힘줄에 염증이 생기는 원인은 무엇일까?

대개 무리한 운동, 무거운 물건 들기, 가사일, 수시로 아기 안아주기부터 시작해서 퇴행성이나 어깨 힘줄의 부분 파열, 관절염까지, 염증이 생길 수 있는 유전적·환경적·생물학적 요인 등 가능한 여러 요인들이 맞물리면서 어깨 힘줄이 붓거나 힘줄 주변에 물주머니같이 생긴 '활액낭'이라는 구조물에 염증이 활성화되기 때문이다. 걸리는 족족 통증이 생기고, 또 심해지면 가만히 있어도 염증 때문에 욱신거리는 불쾌감이 느껴지며, 밤에 어깨 통증으로 잠에서 깨기도 한다.

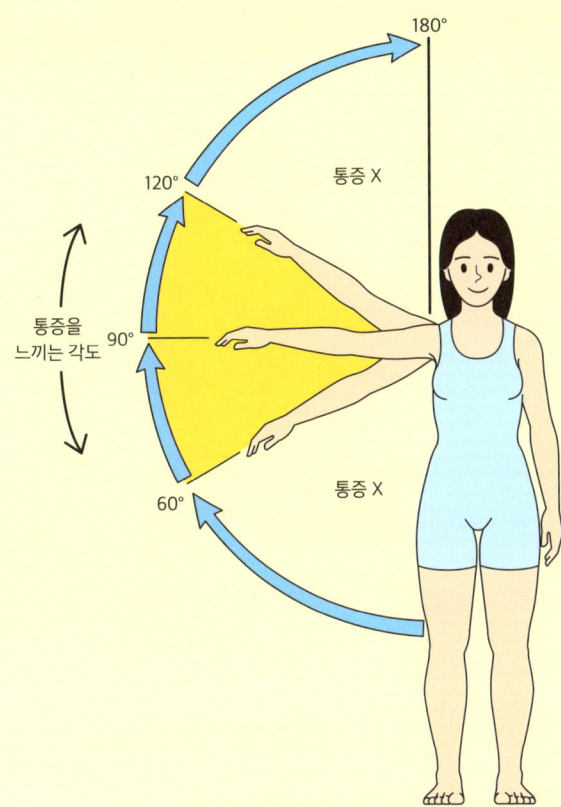

충돌 증후군 환자가 어깨 통증을 빈번하게 느끼는 각도

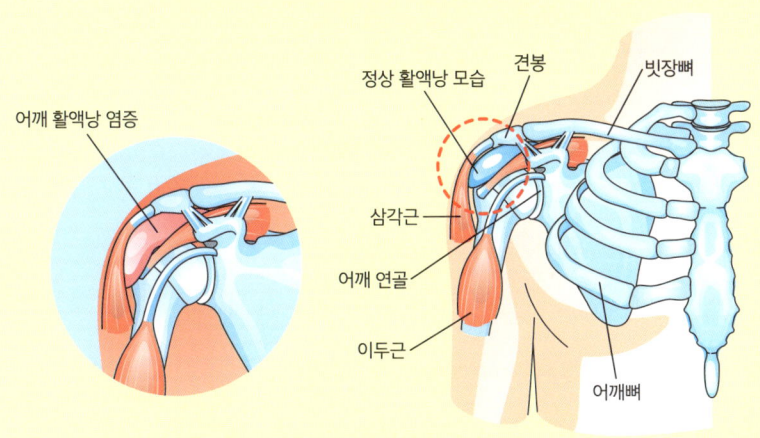

정상 어깨와 어깨 주변에 염증이 생긴 모습

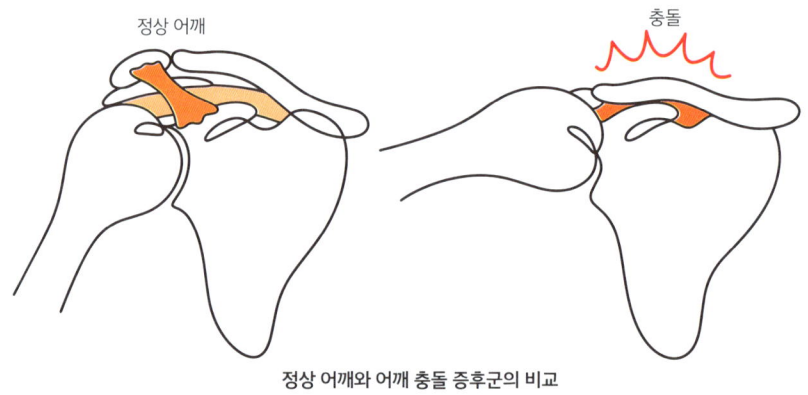

정상 어깨와 어깨 충돌 증후군의 비교

그래서 어깨 충돌 증후군이 생겼을 때는 우선 일주일간 충분히 휴식을 취하면서 반복되는 어깨 동작을 최소화하고, 따뜻한 찜질로 혈액 순환을 도와야 한다. 그리고 욱신거리는 통증이 지속되면 소염진통제를 복용하는 것이 좋다. 그렇게 상태를 관찰하면 대부분의 어깨 통증은 가라앉는다.

만약 일주일의 안정 기간이 지나도 통증이 지속되거나, 오히려 더욱 심해지는 경우라면 가까운 병원에서 초음파나 MRI 등으로 어깨 힘줄에 염증이 있는지를 확인해보는 것이 좋다. 만약 염증이 확인되면 이를 가라앉혀주는 주사 치료를 하고, 힘줄 파열이 동반되어 있는 경우에는 DNA 주사, PDRN 및 프롤로 주사 등으로 힘줄 재생을 통해 어깨 충돌 현상을 정상화시킬 수 있다.

어깨 안의 시한폭탄, 석회성 건염

● 석회성 건염의 양상

갑작스러운 극심한 어깨 통증이 발생한 환자들 중에는 간혹 검사를 통해 어깨 석회가 발견되는 경우가 있다. 이러한 '석회성 건염'은 가벼운 통증부터 팔을 아예 움직이지도 못할 정도로 끔찍하게 심한 극통까지 다양한 임상 양상을 가지고 있다. 석회의 상태가 치약처럼 끈적끈적하게 액화되어 있는 초기형일수록 강력한 염증 반응을 일으킨다.

이 경우 어깨를 꼼짝도 못하고, 관절 조직이 붓고 충혈되며, 통증에 상당히 예민해진다. 따라서 심할 때에는 가만히 있어도 얼굴이 일그러지고 끙끙거리면서 식은땀을 흘리기도 한다. 조금만 건드려도 괴성을 지르면서 자지러질 정도의 통증을 호소하는 유형부터, 서서히 염증이 누적되면서 오십견처럼 어깨 관절이 굳어지는 타입까지 다양한 임상 증상을 보인다.

석회성 건염은 대부분 심각한 외상의 과거력은 없지만, 간혹 과도한 활동을 하거나, 거꾸로 전혀 움직임을 유발하지 않는 고정 자세를 오래 하면서 발생하는 경우가 있다.

○ **어깨에 생긴 석회**

어깨에 석회가 생긴 경우, 대부분의 통증은 어깨 관절 앞쪽에서 나타난다. 그렇기 때문에 삼각근의 아랫부분 통증으로 인해 병변이 있는 쪽으로 돌아눕기가 힘들고, 어깨 앞쪽을 누르면 심한 통증을 호소하기도 한다. 능동적으로든 수동적으로든 팔을 움직이려고 할 때 제약이 심하기 때문에 석회성 건염이 의심된다면 엑스레이와 초음파 검사를 바로 시행해서 확인해보는 게 좋다.

석회의 크기는 대부분 2~3cm 길이의 타원형 형태이면서 어깨뼈 아래쪽에 위치하는 경우가 많지만, 환자에 따라 관절 속이나 어깨 뒤쪽에 위치하기도 한다. 또 경우에 따라서 매우 작은 점상으로 보이기도 한다. 다만 통증의 발생은 이의 크기와 비례하지는 않아 아주 작은 석회라 할지라도 엄청난 통증을 유발하기도 한다.

석회성 건염은 대부분 비수술적 치료로 증상을 호전시킬 수 있다. 통증이 심하지 않으면 비스테로이드계 소염진통제를 일주일 정도 단기간으로 복용하고, 석회가 녹으면서 만들어내는 염증 반응이 심한 경우라면 증상을 가라앉혀주기 위해서 주사 치료를 시행한다.

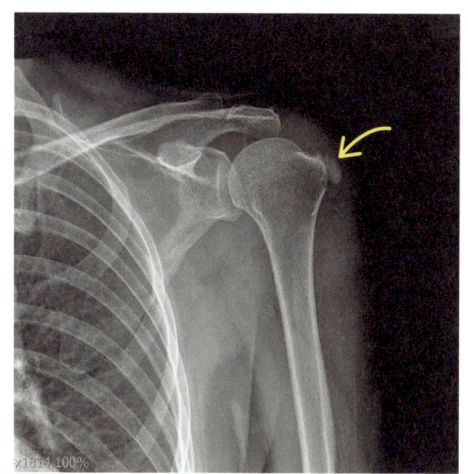
초기형 어깨 석회

    석회의 액상 상태는 초음파로 감별하여 진단할 수 있다. 극심한 통증을 호소하는 환자의 경우 석회를 식염수로 세척해주고 나서 남은 석회 조각을 흡인하여 제거해주면 바로 통증이 사라진다. 이렇게 한 번 호전된 상태는 대부분 지속되는 좋은 예후를 가지고 있으니, 상황에 따라 적절하게 대응하는 것이 빠른 회복의 길이다. 또한 통증이 심하다고 2주 이상 긴 기간 동안 부목이나 붕대로 감고 절대 안정을 취하는 식의 치료는 오히려 급성 오십견을 유발할 수 있으므로 절대 금기다.

    또 석회가 크다고 해서 반드시 수술을 해야 하는 것은 아니다. 3개월 이상 비수술적 치료를 해도 효과가 없고, 증상이 더

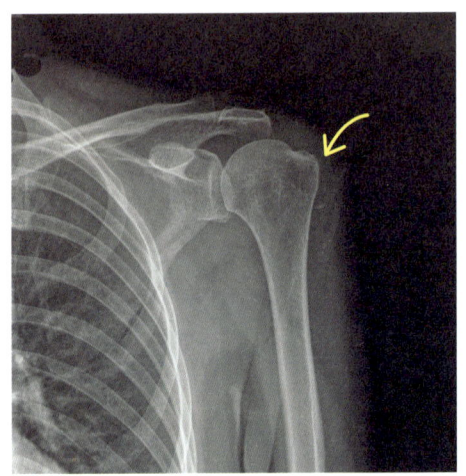
석회 제거 치료 후 깨끗해진 모습으로, 환자의 상태도 바로 회복되었다.

심해지거나 일상 활동에 지장을 줄 정도의 통증이 지속되는 경우에는 수술적 제거를 고려해볼 수도 있겠지만, 크기로 수술 여부를 결정하는 것은 아님을 상기해야 한다.

어깨 석회가 생기는 이유는 퇴행성으로 손상된 조직에 칼슘 농도가 높아져 있기 때문이다. 따라서 발생 시기, 형태, 종류는 개인마다 차이가 있다. 염증을 유발하는 경우도 있고, 또 평생 석회를 가진 것도 모를 정도로 아무렇지 않게 지내는 경우도 있다. 어떤 환자는 석회가 생기자마자 바로 통증이 발생하기도 하는 등 어깨의 석회는 언제, 어떻게 터질지 알 수 없는 시한폭탄 같은 존재라고 할 수 있다.

○ 석회가 발견되지 않는다면

만약 갑작스럽게 어깨에 심한 통증이 생겼지만 석회가 발견되지 않는다면 어깨 힘줄에 있는 '활액낭'이라는 물주머니에 급성 염증이 생긴 경우일 수도 있다. 또는 목 디스크에 의한 방사통이 어깨에 집중되어 나타나는 경우일 가능성도 있다. 따라서 돌발적인 어깨 통증은 정확하게 감별 진단을 받아 발병 원인에 맞게 치료를 받는 것이 중요하다.

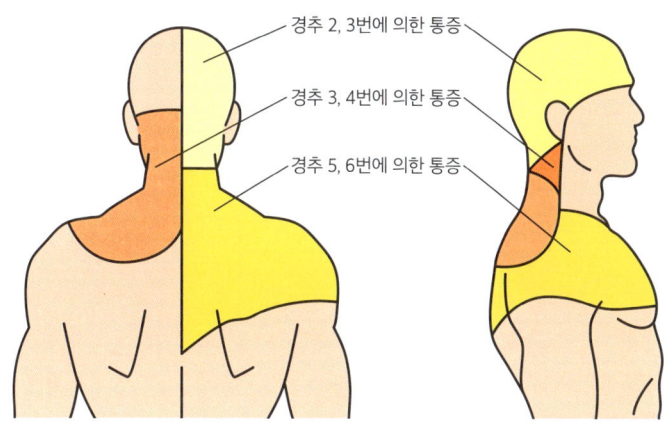

목 디스크로 인한 어깨 통증

견봉 쇄골의 통증

견봉 쇄골 부위는 쇄골(빗장뼈)와 어깨뼈의 견봉이라는 곳이

만나 관절을 형성하는 곳으로, 어깨뼈의 힘줄들이 모여 있는 부위를 덮어주는 지붕과 같은 구조를 형성한다.

견봉 쇄골 관절은 팔을 수평보다 높게 들어 올리거나 내릴 때 어깨 관절의 움직임을 지지해주는 구조이다. 그렇기 때문에 물건을 반복해서 높게 들거나, 위에서 아래로 내리는 동작이 과하면 견봉 쇄골 관절의 인대가 늘어나면서 염증이 발생한다. 그러면 환자는 해당 부위에 통증을 느끼거나 관절 운동을 할 수 있는 범위가 제약된다고 호소하게 된다. 그리고 이것이 만성화되면 관절의 인대가 늘어나면서 관절 불안정성이 자리잡고, 결국 만성 통증으로 변질된다.

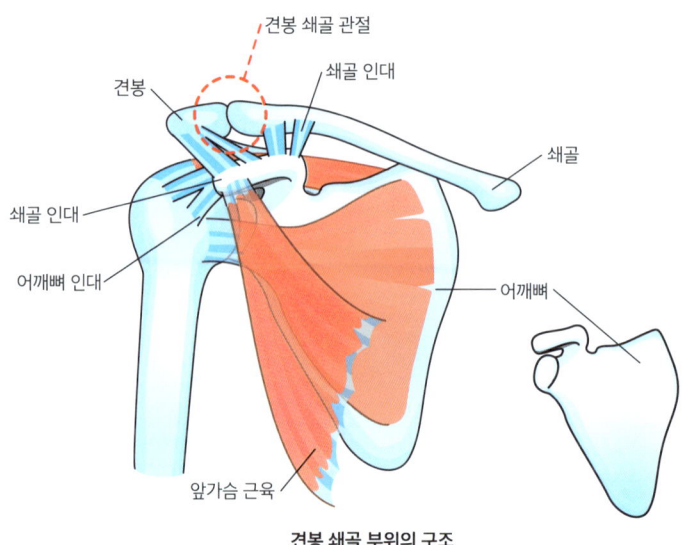

견봉 쇄골 부위의 구조

특히 아픈 쪽 팔을 반대쪽 어깨에 갖다 대는 동작을 할 때 특징적으로 어깨뼈 위쪽에 찌르는 듯한 통증을 느끼며 팔을 잘 올리지 못하거나 움직임에 제약이 생기기도 한다.

임상적으로는 이 부위에 문제가 있다는 것을 잘 인지하지 못하는 경우, 견봉 쇄골 관절 부위보다 어깨의 회전근개에 집중해서 치료받는 엉뚱한 상황이 생기기도 한다. 따라서 어떤 동작에서 어디가 아픈지 어깨를 움직일 수 있는 범위와 압통 여부를 꼼꼼히 정확하게 체크해야 문제의 원인을 제대로 찾아낼 수 있다. 이런 이유로 이 부위 역시도 특히 세심한 감별 진단이 필요한 곳이라 할 수 있다.

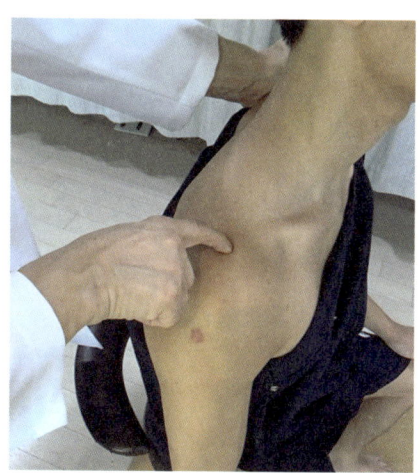

견봉 쇄골 관절의 위치

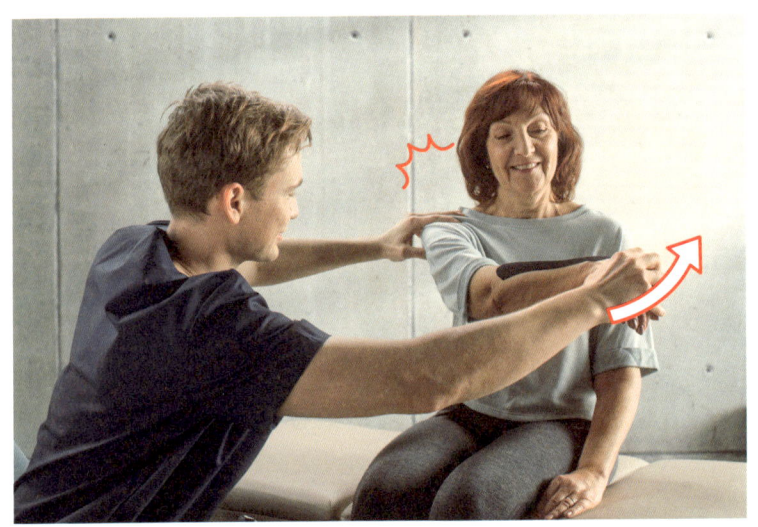

견봉 쇄골 관절 통증은 아픈 쪽 반대편 어깨로
팔을 갖다 대는 동작을 통해 테스트할 수 있다.

    견봉 쇄골 관절은 주로 인대가 관절을 명주실처럼 빽빽하게 감싸서 관절 안정성을 유지하는 구조이다. 따라서 만약 적절한 휴식을 취해도 호전되지 않았는데, 운동선수나 택배 운송업자 등 직업상 견봉 쇄골 관절의 움직임이 계속 필요한 환경적 제약이 있는 경우라면 인대 증식 주사(프롤로 주사)를 맞아보길 추천한다. 이 주사 치료만으로도 충분히 완치될 수 있기 때문에 정확한 진단과 위치 파악만 우선된다면 치료 효과가 아주 좋은 케이스라 할 수 있다.

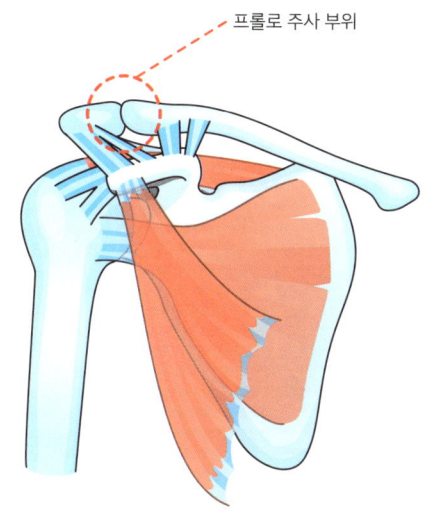

견봉 쇄골 관절에 프롤로 주사를 시행하여
빠르고 효과적인 결과를 얻을 수 있다.

어깨 뒤쪽의 통증

○ 과도한 운동, 반복적 팔 올림으로 인한 통증

팔을 올리거나 들 때 어깨 뒤쪽에 통증이 느껴진다면 그 원인을 3가지로 고려해볼 수 있다. 그 첫 번째는 과도한 운동이나 반복적인 팔 올림으로 어깨 뒤쪽 근육과 힘줄에 무리가 가해지면서 근섬유나 힘줄 일부가 찢어져 발생하는 예이다. 이런 손상은 주로 삼각근, 대소원근(대원근과 소원근을 함께 칭한 것), 극상근, 극하근, 견갑하근에서 주로 생긴다. 그리고 한 번 발생

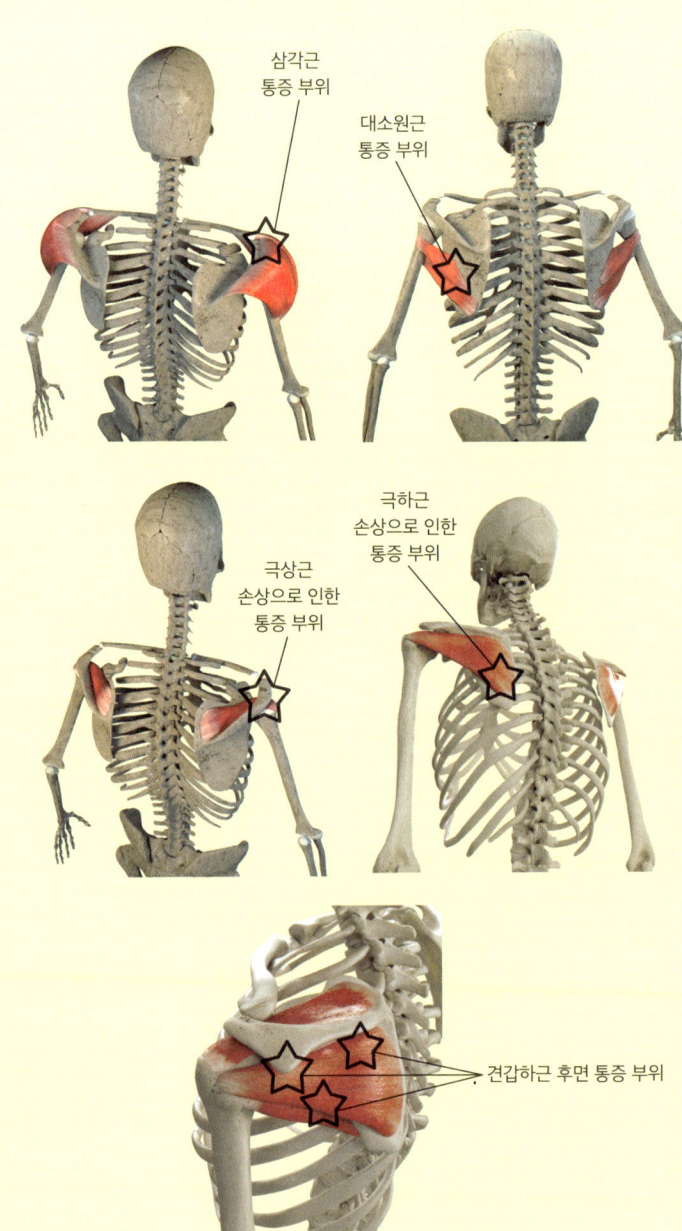

어깨 뒤쪽 통증이 발생하는 주요 근육들

한 심부의 근육 손상은 초기에 충분하게 휴식하면서 회복을 도모하지 않으면 자칫 근섬유들 사이에 반흔(흉터)이 생겨 근육의 탄력성을 떨어뜨릴 수 있다.

그렇게 되면 잦은 부상을 유발시켜서 관절 기능을 떨어뜨리거나, 근근막 통증이라는 만성 질환을 유발하기도 한다. 따라서 운동 후 발생한 통증의 경우, 수 주일이 지나도 팔을 들거나 올릴 때 어깨 뒤쪽이 지속해서 아프면 전문의를 찾아가 진료를 받아보길 추천한다.

○ 어깨 관절에 진물이 생겼을 때

어깨 뒤쪽 통증의 두 번째 예는 관절에 진물이 생겼을 때다. 어깨 관절을 구성하는 연골이나 힘줄, 인대에 염증이 발생하면 심한 경우 통증 외에도 조직액이 바깥으로 흘러나오면서 관절 주변에 고인다. 이 끈적끈적한 관절액이 염증 반응을 더 증가시키고 관절 부종을 일으킨다. 그래서 팔을 올리고 내릴 때 순간적으로 어깨 뒤쪽의 깊은 곳이나 관절 속에서 뭔가 걸리는 '딸깍' 소리와 함께 심한 통증을 반복해서 느끼게 된다.

관절에 진물이 생기는 원인으로 젊은 층에서는 어깨 석회가 가장 많고, 중년 이후에는 회전근개 파열, 그리고 노년층은 퇴행성 관절염이 대표적인 예라고 할 수 있다.

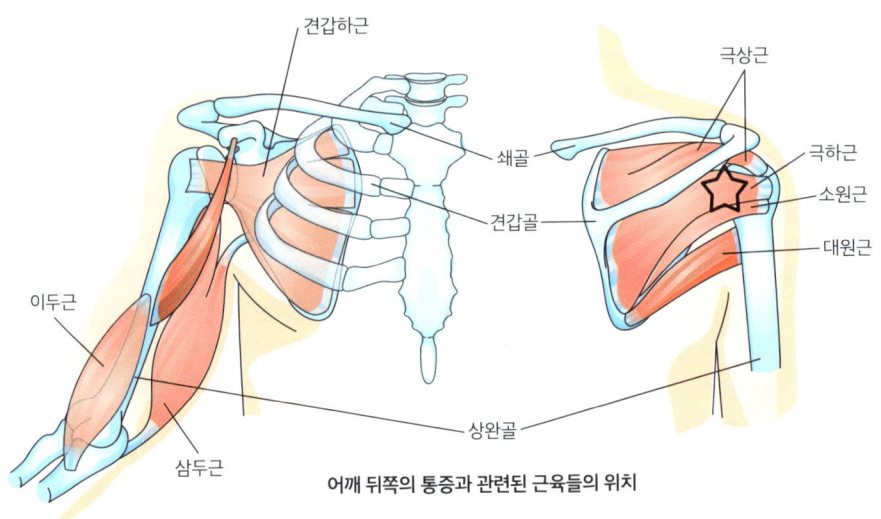

어깨 뒤쪽의 통증과 관련된 근육들의 위치

    이렇듯 팔을 들 때, 그리고 특히 올렸다가 내릴 때마다 관절에 '딸깍' 하는 소리가 나면서 그와 동시에 심한 통증이 느껴진다면 관절에 진물이 고여 있을 가능성을 고려해서 MRI를 찍어보는 것을 권한다. 가장 확실하게 확인할 수 있는 방법이기 때문이다.

    만일 MRI 상으로 삼출액이 확인되면 발생 원인을 찾아야 한다. 석회가 있으면 석회성 건염을 해결하고, 힘줄 파열이 있으면 프롤로 주사 및 콜라겐 성분의 재생 주사 치료를 하며, 대량의 힘줄 파열이 있거나 퇴행성이 심한 경우에는 수술적 접근을 고려해봐야 하므로 각 원인에 맞도록 근본적인 치료를 진행해야 한다.

◉ 목 디스크나 퇴행성 추간공 협착

마지막으로 목 디스크로 인한 어깨 뒤쪽 통증에 대해 살펴보자. 목 디스크 환자의 디스크가 팔 신경을 누르거나 퇴행성으로 추간공 협착이 경추 4, 5번 혹은 경추 5, 6번에 존재할 때 어깨 뒤쪽 통증을 유발하는 경우가 있다. 이때 어깨의 후방 통증은 팔을 들고 있을 때는 통증이 덜하고, 가만히 앉아 병변의 팔을 내리고 있거나 목을 뒤쪽으로 젖히는 자세를 취하면 어깨와 팔의 통증이 심해지는 특징적인 임상 증상을 보인다.

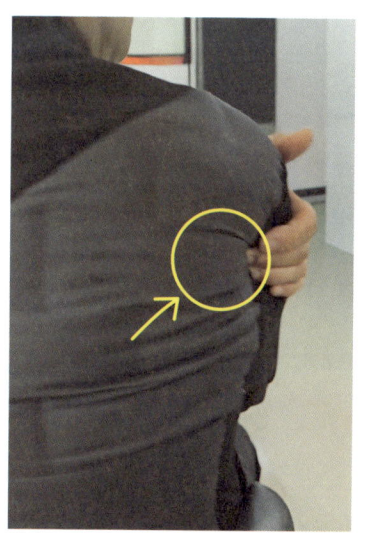

목 디스크 환자가 아픈 부위를 손가락으로 짚어주고 있다.

이런 통증은 발병 초반에 목으로 인한 어깨 통증인지 아니면

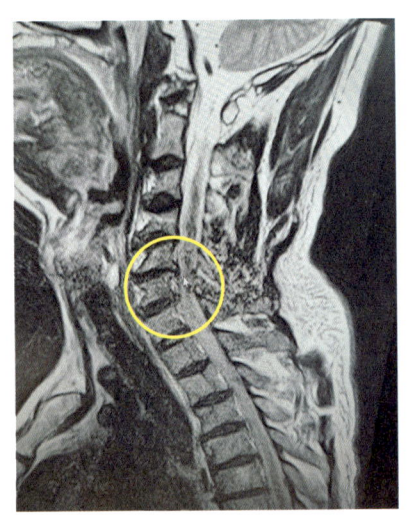

어깨 통증 환자의 MRI 상에서
경추 5, 6번에 퇴행성 디스크가 확인된다.

어깨 자체의 문제로 인한 통증인지 제대로 감별 진단을 하지 못한다면, 목 디스크인지도 모르고 계속 불필요한 어깨 치료만 받는 헛수고를 할 수 있다. 따라서 이러한 상황에서도 역시 정확한 감별 진단이 매우 중요하다고 할 수 있다.

어깨에 통증이 있더라도 움직일 때보다 가만히 있을 때 어깨가 더 아프다면 근골격계의 문제보다는 신경학적 문제일 가능성이 높다. 따라서 목 디스크도 함께 체크하여 자칫 잘못된 진단으로 엉뚱한 곳을 치료받으며 시간과 비용을 낭비하지 않도록 하자.

오십견

● 어깨가 아닌 팔이 아프다

오십견은 어깨 관절이 굳어져 팔이 뒤로 돌아가지 않거나, 옆으로 젖힐 때 심하게 통증을 유발하거나, 관절의 가동 범위가 축소되는 등 일상적인 동작에 제약이 생기는 대표적인 어깨 관절 질환이다.

오십견의 정확한 병명은 '유착성 피막염'인데, 말을 그대로 풀이하자면 어깨 관절에 염증이 발생한 후에 비정상적인 섬유질이 관절 내부에 생성되면서 관절막이 어깨와 팔의 골막에 눌어붙어서 움직이지 못하게 되고, 이로 인해 심한 통증을 유발한다는 의미를 내포하고 있다.

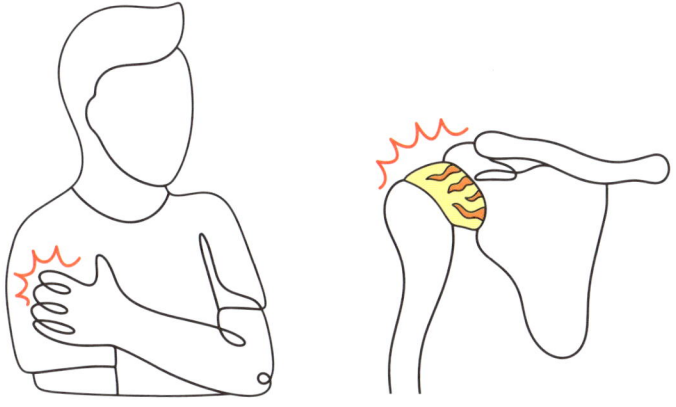

오십견으로 인해 통증을 느끼는 부위

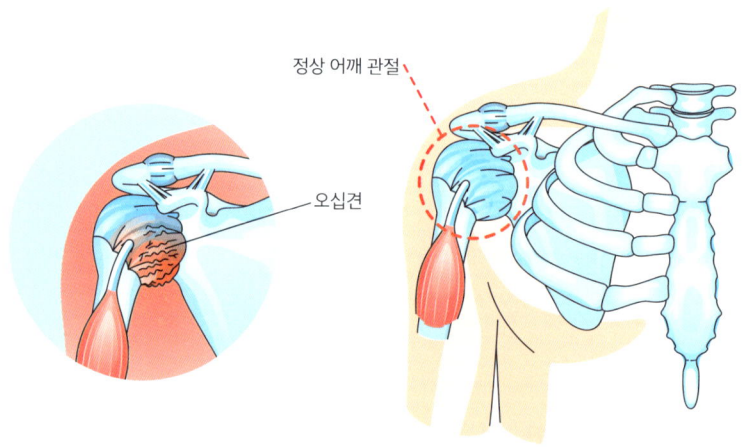

정상 관절막과 염증으로 유착이 생긴 관절막(오십견) 비교

오십견 환자들이 호소하는 대표적인 증상은 팔이 뒤로 잘 돌아가지 않는다는 것이다. 뒤로 팔을 당기면 통증과 불편감이 느껴지고, 또 팔을 길게 뻗을 때 깜짝 놀랄 만큼 심한 통증이 느껴진다. 그리고 염증이 심할 때는 어깨나 팔이 욱신거리거나 손 저림 증상까지 나타난다. 세안을 할 때나 목을 닦을 때에도 불편감이 생기며, 특히 잠잘 때 어깨가 눌리면 아파서 잠에서 깨는 양상을 흔하게 보여준다.

○ 오십견이 발생하는 원인과 과정

오십견이 발생하는 이유는 아직 명확하게 증명되지 않았다. 그러나 대체로 중년 이후에 발생하는 분포 양상을 고려할 때, 퇴행성에 의한 어깨 관절 기능의 저하가 전제된 질환일 가능성이 높다. 이로 인해 염증이 잘 생길 수 있는 당뇨 및 류머티스 환자 같은 대사 질환자인 경우이거나, 또는 석회성 건염이나 이두근 힘줄염과 같은 힘줄의 염증이 제대로 치료되지 않고 오랫동안 지속되는 경우가 있을 수 있다. 또는 어깨 힘줄 파열과 같은 구조적 손상부터 어깨 스트레칭이 잘 안 된 상태에서 오랫동안 앉아 고정된 자세로 일하는 경우, 팔에 깁스를 하여 수 주일 동안 움직이지 않을 경우에도 마찬가지로 오십견이 생길 수 있다.

이런 내부 조건을 가진 상태에서 어깨 조직에 가벼운 손상이

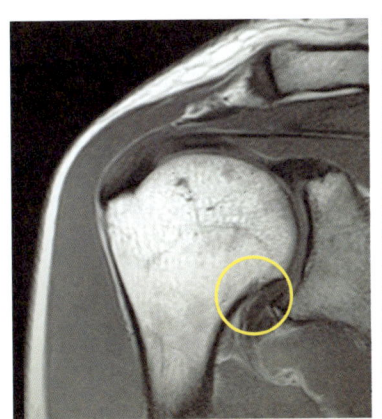 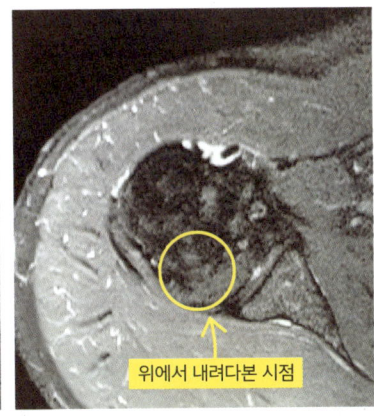

오십견 환자의 어깨에서 두꺼워진 관절막이 확인된다.

발생하면 염증이 생기고, 그 염증이 확산되면서 관절막까지 침투하면 '섬유아 세포(fibroblast)'라는 세포들이 관절에 모여들어 '섬유소(fiber)'라는 유착 조직을 생산한다. 이런 과정이 반복되면 관절 조직이 염증 물질의 진물과 섞이면서 찐득찐득한 찌꺼기들이 서로 엉겨 붙어 관절막이 뻣뻣해지고 두꺼워지는 '관절 구축'이 생긴다. 그럼으로써 어느새 팔이 뒤로 돌아가지 않고 젖힐 때마다 극심한 통증을 호소하는 오십견이 생기는 것이다.

참고로 오십견 환자들 중에는 어깨보다 팔뚝이 더 아프다고 하는 경우가 많다. 그래서 때로는 팔이 아파서 내원했다가 뜻밖에 오십견이라고 진단받은 경우도 있다.

이때 이 환자들에게 팔이 문제가 아니고 어깨가 문제라고 설

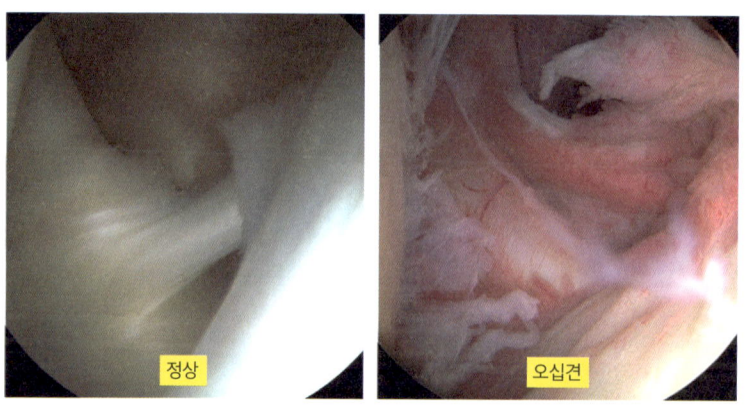

정상 어깨의 관절 조직과 염증성 유착 조직이 생긴 어깨 관절 비교

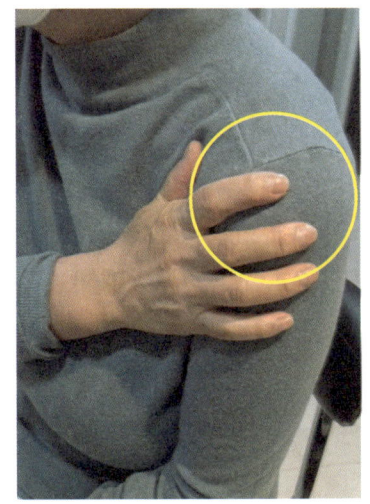

오십견 환자가 흔히 통증을 호소하는 부위

명하면 의외라는 표정을 짓거나, 때로는 '아픈 건 팔인데, 왜 어깨에만 주사 치료를 해주느냐?'고 볼멘소리를 하는 경우도 있다. 어깨에 문제가 생겼는데 팔에 통증이 생기는 현상의 이유는 도대체 무엇일까?

유기적으로 연결되어 있는 어깨 힘줄과 인대들이 염증성 유착으로 주변 조직들과 붙어버리면 힘줄의 길이가 짧아지게 된다. 그리고 이런 상태에서 어깨를 움직이면 관절막에 달라붙은 팔의 힘줄과 인대가 같이 끌려오면서 팔뚝 주변으로 당기는 통증을 유발하게 되는 것이다. 즉, 오십견 환자는 어깨 관절막 염증과 유착으로 어깨 쪽으로 힘줄이 말려 들어가, 다음의 사진처럼 팔을 위로 뻗으면 팔 근육과 힘줄이 당겨지며 어깨보다는 팔뚝 부위에서 통증을 호소하게 되는 것이다. 즉, 어깨 관절 속 유착만 제대로 치료하면 팔뚝의 통증도 자연스럽게 사라질 수 있다는 의미이기도 하다.

따라서 염증성 유착이 해결되지 않은 상태에서는 아무리 스트레칭을 해주어도 관절은 풀어지지 않았기 때문에 아프기만 할 뿐 운동 효과가 적다. 오히려 자칫 쉬고 있던 염증 물질들을 스트레칭 자극으로 확산시키게 되어 염증성 유착을 증폭시킬 수도 있다. 따라서 이런 식으로 아플 때에는 스트레칭을 가급적 하지 않는 것이 좋다.

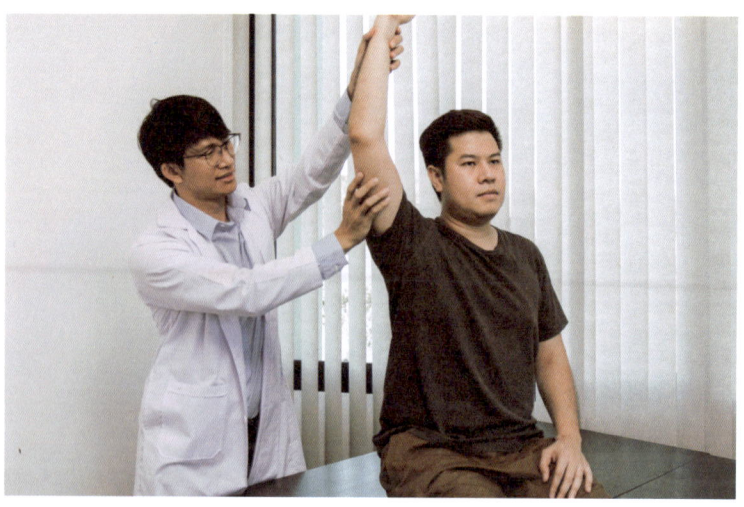

관절막의 유착으로 주변 조직이 유착 안으로 말려 들어가 팔을 뻗을 때 당기는 통증을 유발한다.

● 오십견 치료 방법과 효과

오십견의 치료로는 약물 치료, 물리 치료부터 시작하여 도수 치료, 충격파 치료, 주사 치료, 침 치료 그리고 수술에 이르기까지 다양한 접근 방식이 있다. 대부분의 오십견 환자분들은 치료를 받으면서 빨리 회복하는 편이지만, 일부 환자들은 치료를 받아도 어깨 통증이 좀처럼 나아지지 않아 여러 병원을 전전하기도 한다. 어떤 오십견은 몇 번의 치료만으로 금세 낫는데도, 왜 어떤 오십견은 그렇지 않은 걸까?

그 이유는 크게 두 가지로 볼 수 있다. 첫째는 어깨 힘줄이 완전히 파열된 경우이다. 어깨 힘줄의 파열은 주로 퇴행성으로 인해 발생하며, 나이가 많을수록 어깨 힘줄의 파열 정도는 더 심한 양상을 보인다. 힘줄 파열로 인한 오십견을 '회전근개 파열로 인한 유착성 피막염'이라고 부르는데, 이런 상태의 어깨는 힘줄 기능이 떨어져 있어 회복 속도가 다른 질환에 비해서 상대적으로 느리다.

완전 파열의 경우, 수술의 가능성도 고려해야 하므로 임상 증상 및 엑스레이 상으로 보아 힘줄 파열의 가능성이 높은 환자라면 MRI 촬영을 통해 어깨 힘줄의 파열 위치, 정도, 범위를 확인한 후 치료 방향을 설정해야 한다. 그래야 더 정확하게 치료하여 빠르게 회복할 수 있다.

두 번째는 어깨를 둘러싸고 있는 관절 주머니에 찐득한 염증 물질들이 많이 달라붙어 있는 경우이다. 잘 낫지 않는 오십견 환자들은 어깨 관절 주머니에서 발생한 염증 물질이 유달리 많이 생기는데, 이런 염증 덩어리가 많이 붙어 있을수록 관절이 더 딱딱해지고 두꺼워지면서 관절의 제약과 통증이 심해진다.

이런 상태의 오십견은 염증 덩어리를 빠르게 제거하면 좋은 예후를 기대할 수 있지만, 염증 덩어리를 그대로 둔 채 충격파나 도수 치료로 건드리면 통증과 증상이 더 악화되기도 한다. 또 주사 치료를 해도 약물이 염증 덩어리 때문에 잘 퍼지지 않아 약 효과가 나타나지 않을 수도 있다.

이로 인해서 오십견은 낫지 않고 여러 병원을 전전하며 시간과 돈을 허비하고, 결국 최후의 수단으로 수술을 선택하기도 한다. 그러고도 다시 어깨 통증이 재발하여 병원에 내원하는 과정을 반복하면서 아주 고약한 상황이 될 수도 있다.

따라서 여러 치료를 해도 오십견의 통증이 전혀 호전되지 않는다면 MRI 촬영을 통해 힘줄 파열의 정도를 파악하여 수술적 접근의 필요성 여부를 확인해보아야 한다. 수술이 시급하지 않다면 관절 속 염증이 멈추도록 유도하면서, 정상 조직이 재생되도록 주사를 통해 병소에 접근하여 콜라겐이나 DNA의 복제 물질을 투입한다. 그럼으로써 딱딱하게 달라붙어 있는 조직이 정상 조직으로 재생되도록 유도하는 방식이 최근에는 수술적 접근보다 선호되고 있다.

따라서 오십견 치료에서 염증을 가라앉히는 것도 중요하지만, 근본적으로는 찐득찐득하게 달라붙어 있는 관절막의 유착 조직을 얼마나 잘 박리시켜주는지, 또는 부드럽고 탄력 있는 정상 조직으로 되돌려놓는지가 더 관건이라고 할 수 있다.

마지막으로 당부하고 싶은 것이 있다. 오십견은 참고 1년, 2년 정도 지나면 자연 회복한다며 좋아질 때까지 마냥 기다리는 분들이 있다. 하지만 면밀히 검진을 해보면 그들 중 과반수 이상에서 관절 운동을 할 때 제한이 남거나 통증이 지속되고 있

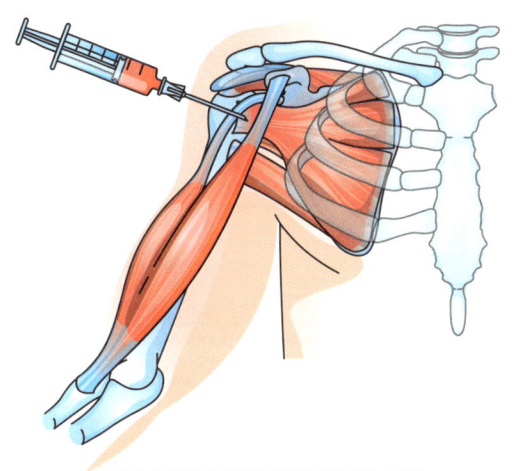

유착 부위에 콜라겐 주사를 주입하는 장면

다. 즉, 오십견은 자연 회복이 된다는 근거 없는 풍문에 기대 한없이 고통을 참고 보는 것은 그리 좋은 방법이 아니라고 말하고 싶다.

오십견은 면밀하게 진찰하지 않으면 압통을 놓치기 쉽다. 따라서 압통 유무와 장소를 찾는 세심한 진찰이 필수이다. 통증의 양상, 질환의 경과 정도, 어깨 움직임의 메커니즘 및 신경학적 개입의 여부 등을 고려하여 필요하다면 목과 어깨의 MRI 촬영으로 정확하게 그 원인을 밝히는 것이 오십견 치료에서 가장 중요한 과정이라고 할 수 있겠다.

과도한 운동으로 인한 이두근 힘줄염

◦ 이두근 힘줄염

요즘에는 자기 관리가 필수이다 보니 피트니스부터 시작해서 골프 연습, 탁구, 배드민턴 등 운동과 레저 활동을 열심히 하다가 어깨 통증이 생겨서 내원하는 환자들이 많다. 그리고 그중 다수가 만성적인 어깨 앞쪽의 통증을 호소한다. 이런 경우 대표적으로 이두근 힘줄염과 윤활낭염이라는 질환을 의심해볼 수 있다.

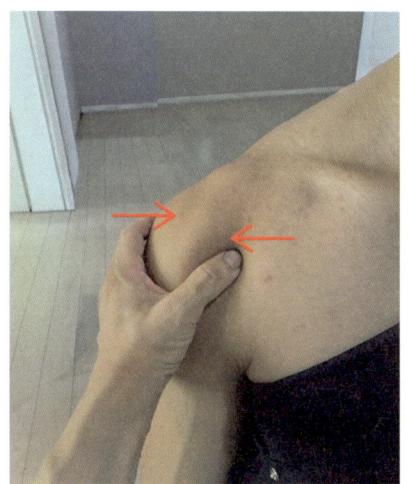
이두근 힘줄염이 잘 생기는 부위

　이두근 힘줄염은 반복적으로 팔을 머리 위로 들어 올리면 이두근의 힘줄에 무리가 생기면서 염증이 유발되어 생기는 질환이다. 특히 이두근의 힘줄은 회전근개의 움직임을 보조해주기 때문에, 이에 통증이 있다면 어깨 힘줄에도 문제가 없는지 확인해주는 것이 좋다.

　더 중요한 점은 해부학적으로 이두근의 긴 갈래 힘줄은 어깨 관절의 테두리를 감싸고 있는 연골과 합쳐지기 때문에 이두근 힘줄 손상이 심해지면 연골의 일부가 찢어지는 '슬랩(SLAP, Superior Labrum Anterior to Posteior)'이라는 연골 질환이 생길 수 있다는 점이다. 따라서 가벼운 증상이라도 운동을 계속

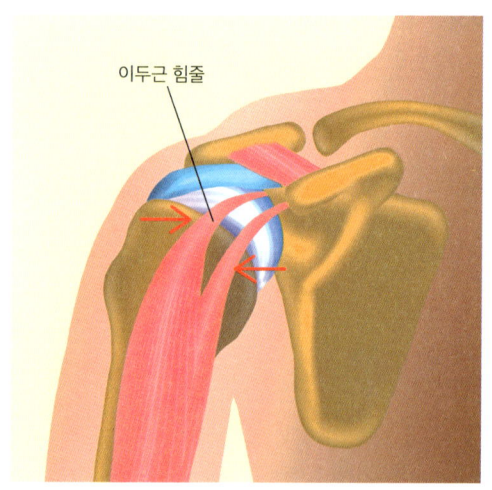
이두근 힘줄염에 의한 통증 부위

해야 하는 선수들이나 운동 마니아들의 경우에는 이두근 힘줄염으로 인해 운동을 중단하는 일이 생기지 않도록 면밀히 관찰해서 잘 치료해야 한다.

간단하게 이두근 힘줄염을 테스트하려면 팔을 앞으로 펴고 팔을 올리지 못하도록 위에서 저항을 준 상태에서 어깨를 올리게 한다. 이때 평소에 아팠던 부위에 통증이 발생한다면 이두근 힘줄염을 의심할 수 있다.

이두근 힘줄염은 엑스레이에서는 정상 소견으로 보이기 때문에 압통이 있는지 여부를 잘 체크해야 한다. 또 초음파 검사로 힘줄의 부종이나 삼출액이 고여 있는지도 확인하면 좋다.

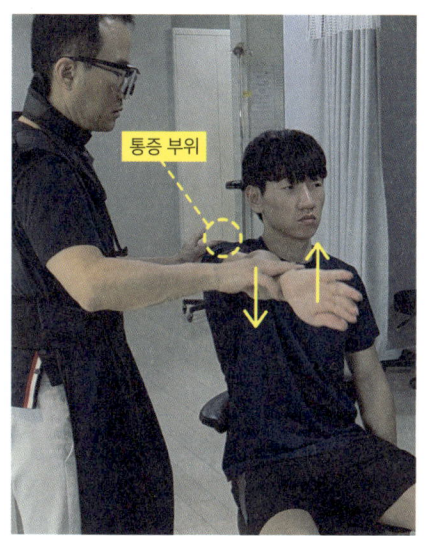

이두근 힘줄염 검사 방법

하지만 이러한 진단에는 조사자에 따라 정확도에 큰 차이가 날 수 있다. 따라서 MRI 촬영을 통해서 이두근 힘줄염과 흔히 동반되는 회전근개 질환 및 슬랩의 유무까지 확실하고 유용한 정보를 얻어내는 것이 좋다.

이두근 힘줄염은 대부분 비수술적 치료로 증상이 호전되기 때문에 수술까지 필요한 경우는 드물다. 어깨 힘줄 질환과 동반되는 경우, 또는 심한 야간통이 지속되거나 한 달 정도의 휴식과 소염진통제 등 보전적 치료에도 반응하지 않는 경우에는 재생 주사를 이두근 힘줄과 회전근개에 직접 시행하는 것이 필요하다. 그리고 슬랩의 경우에는 수술적 접근에 대해서 전문의와 반드시 상의해볼 것을 권한다.

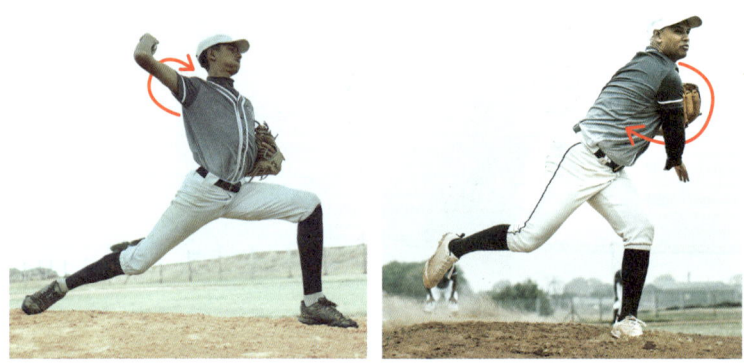

슬랩은 어깨를 뒤로 젖혔다가 팔을 앞으로 던지는 동작을
반복하는 투수에게 고질적인 질환이기도 하다.

어깨 힘줄 파열

○ 어깨 힘줄 파열의 양상

어깨 힘줄 파열은 병소가 한 부분에 국한되어 발생하는 경우보다 어깨 힘줄의 손상과 염증이 가중되면서 구조적인 변화가 동반된 상태를 총칭하는 표현이라고 할 수 있다.

어깨 힘줄 질환의 원인은 퇴행성 변화, 외상, 불안정, 염증성 질환, 선천적 이상, 의인성 원인 및 신경 기능의 이상 등 매우 다양하다. 하지만 이 질환은 대체로 중년 이후에 나타나는 경우가 많기 때문에 퇴행성 변화로 인한 힘줄의 자연적 파열이 주원인으로 보인다.

힘줄의 자연적 파열은 나이가 들면서 관절의 경직도가 증가하고, 힘줄과 인대의 수분이 감소해 뻑뻑해지면서 일상생활 중 흔히 발생하는 어깨 힘줄의 피로가 누적되고, 미세 파열로 힘줄의 탄성력을 유지하는 콜라겐 성분이 감소하면서 발생한다. 이런 여러 원인들이 환자 개인의 생활 습관과 대사적·유전적 상태와 결합되어 복합적으로 작용하면 어느 시점부터 회전근개 파열의 정도가 가속화되기 시작한다.

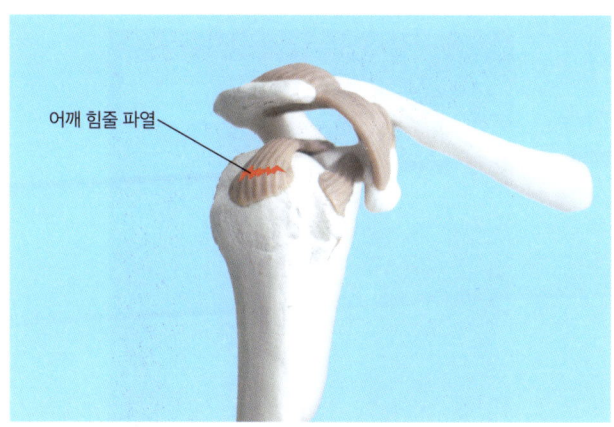

어깨 힘줄의 파열 부위

예를 들어, 수영을 자주 하는 사람은 견봉이라고 부르는 어깨뼈와 회전근개가 충돌하는 동작을 자연스레 반복하게 된다. 이런 경우 어깨 근육의 힘줄 질환이나 파열은 특히 어깨를 올리는 역할을 담당하는 극상근과 팔뼈 윗부분이 붙는 부위에 잘 생기게 된다.

어깨 이두근 힘줄 질환은 보통 20~30대의 젊은 연령대에서 발생하지만, 운동을 과하게 하는 경우라면 어느 연령층에서나 생길 수 있다. 그런데 대부분 그 증상이 40대 이후에 나타나 고령화되면서 불편감을 느끼다가 어깨 힘줄 파열이 자리를 잡게 된다.

어깨 힘줄 파열 환자들은 처음에는 간헐적으로 경미한 어깨

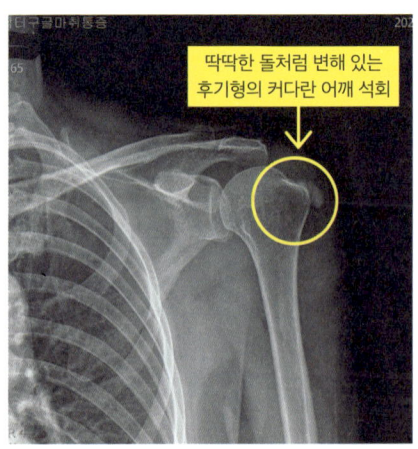

엑스레이에서 보이는 어깨 힘줄에 생긴 석회성 병변

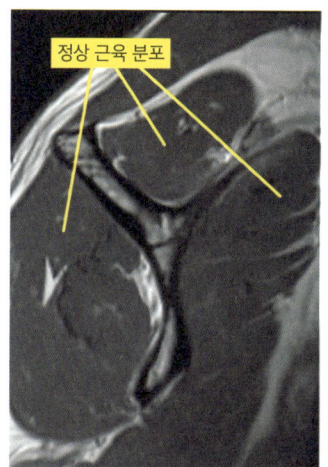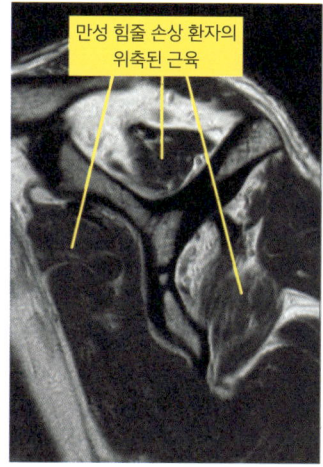

정상 근육 분포와 만성적으로 힘줄이 손상된 환자의 위축된 근육 비교

통증을 느끼다가, 과도한 일을 집중적으로 하거나 경미한 외상이 발생한 이후에 증상이 악화되는 양상을 보인다. 가장 흔한 증상은 팔을 들어 올릴 때 삼각근 주변에 통증이 나타나는 경우가 많고, 앉아 있거나 서 있을 때보다 누워서 잠잘 때 증상이 심해지는 양상을 보인다.

파열의 정도가 심할수록 들어 올릴 때 생기는 통증이나 관절 운동의 제약이 증가한다. 또 경과에 따라서는 모든 방향에서 운동 제약이 나타날 수도 있다. 특히 팔을 올릴 때에도 잘 올리지 못하는데, 올렸다 내릴 때에는 더욱 심하게 통증을 느끼며 순간 힘이 빠지면서 팔이 툭 떨어지는 증상이 나타난다. 따라서 이런 증상이 있다면 어깨 힘줄의 완전 파열일 가능성이 높으므로 MRI 촬영을 해보는 것이 좋다.

어깨 힘줄 파열 환자의 엑스레이 검사 소견으로는 견봉에 골막 손상이 보이거나 견봉의 모양이 갈고리처럼 안으로 구부러져 있는 경우에 힘줄 손상 빈도가 높다고 예상하고, 때로는 어깨 힘줄에 오래된(후기형) 석회성 병변이 보이기도 한다.

○ 어깨 힘줄 손상, 파열과 MRI 진단

어깨 힘줄의 파열이 점점 넓어지고 깊어지게 되면 회전근에 위축 현상이 같이 나타날 수 있다. 이때 MRI 상에서 극상근과 극하근의 위축을 확연하게 확인할 수 있다.

위축으로 인하여 이 부위에 근소실이 심해지면 상대적으로

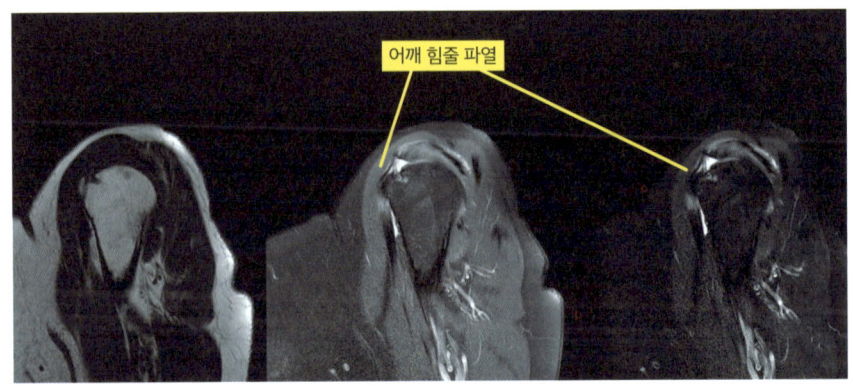

엑스레이와 MRI를 통해서 어깨 힘줄의 파열을 확인할 수 있다.

삼각 근육을 보상적으로 더 많이 사용하게 되면서 근 강직을 유발할 수 있다. 잘 만져보면 근력 약화로 인해 피로가 증가해서 생긴 근 강직임이 확인되곤 한다. 따라서 환자 스스로 팔을 올리고 내려보면서 어깨 관절이 부드럽게 움직이는지 살펴보고, 시술자도 환자의 어깨 관절을 움직여보면서 관절 공간에서 팔뼈가 정상 각도로 들어왔다가 빠져나오는지를 확인하고 구별하는 것이 중요하다.

가령, 시술자가 팔을 올리고 내릴 때는 정상적으로 움직여지는 것 같아도 스스로 팔을 움직여보라고 할 때 제한을 보이거나 동작이 자연스럽지 못한다면 이는 오십견과 같은 강직 상태가 아니라, 근력 감소나 힘줄 파열로 힘의 전달이 제대로 되지 않는 것임을 파악할 수 있는 것이다.

힘줄 파열 환자들은 어깨 주변에 전반적으로 압통 부위가 많고 심하다는 특징을 가지고 있고, 특히 위쪽 팔 돌출 부분에 압통이 가장 도드라지기 때문에 다른 질환과 감별 진단을 잘해야 한다.

초음파로 어깨 힘줄 파열 여부를 확인하는 것은 치료할 때 도움을 줄 수는 있으나 검사자의 숙련도에 따라서 정확한 판독이 어렵고, 파열 부위의 정도와 범위 측정에 편차가 크다는 단점이 있다.

따라서 어깨 힘줄 손상이나 파열에 가장 널리 받아들여지고 있는 검사로 MRI를 추천하고 싶다. 이를 통해서 관절 주변의 삼출액 여부, 염증 상태와 범위, 근 위축 부위, 퇴행의 정도, 힘줄 파열 여부 및 암성 질환과 같은 타 병변과의 감별 진단을 정확하게 할 수 있기 때문이다. 이렇듯 고가라는 단점이 있긴 하지만 MRI는 중요한 검사임에는 분명하다.

○ 회전근개 파열, 수술만이 답은 아니다

어깨 힘줄의 부분 파열은 비수술적 치료를 시도하는 것이 일반적인 견해이다. 그러나 전층 파열(힘줄이 완전히 끊어짐)의 상황에서는 활동이 활발한 젊은 환자나 심각한 기능 이상이 보이거나 근 위축이 동반되어 있을 경우에, 그리고 수개월 동안 꾸준히 재생 주사 치료를 받아도 효과가 없는 경우에 수술을 고려한다.

아주 경미한 힘줄 통증의 경우에는 소염진통제만 복용하고 휴식을 취하면 상태가 호전된다. 하지만 만약 보존적 치료에 반응하지 않고, 욱신거리는 통증과 함께 팔을 옆으로 젖히거나 뒤로 돌리는 동작에서 강한 통증이 느껴진다면 관절 조직의 부종과 염증이 확산 또는 파열된 조직에서 변성이 진행되고 있다는 뜻이다. 따라서 이 경우에는 주사 치료를 고려할 수 있다.

이런 상태에서 충격파나 도수 치료를 받으면 어깨 관절에 불필요한 자극으로 염증이 확산되어 관절 경직이 더 심해질 수 있음을 기억하고, 신중하게 치료를 받아야 한다.

○ 힘줄 파열 시 주사 치료의 목적

힘줄 파열이 있을 때 주사 치료를 하는 궁극적인 목적은 파열 부위의 세포 증식을 유도해서 조직을 튼튼하게 만드는 것이다. 파열된 힘줄은 가능하면 수술보다는 이러한 재생 주사 치료를 권장하는 추세이기도 하다. 그 이유를 살펴보자.

먼저 최근에 나오는 주사에는 어깨 힘줄에 콜라겐을 풍부하게 제공하는 좋은 성분들이 많이 있다. 치료가 까다로운 난치성 어깨라 할지라도 정확한 부위에 재생 물질을 넣어주고, 무리가 안 되는 범위에서 근력 운동을 하면 대부분 치료 효과가 좋은 편이다.

만약 어깨 관절 주변에 유착이 있다면 이를 제거해주면 되지만, 간혹 오래된 유착은 염증이 심하고 실타래처럼 얽혀 들어가면서 끈적끈적해진 경우가 있다. 이때는 어깨 관절의 유착을 바늘로 박리해서 미세 순환 기능을 회복시키고 혈류를 재공급시켜 세포의 신진대사가 원활해지도록 만든다. 그러면 관절 기능이 더 좋아지고, 결과적으로 통증도 감소하게 된다.

의료 기술이 발전하면서 어깨 관절의 손상 부위에 직접 줄기세포를 주입하는 것도 좋은 효과를 거두고 있다. 신생 결합 조직과 콜라겐들이 약해진 어깨의 힘줄과 인대를 튼튼하게 만들어 관절 구조의 안정성을 확보하는 '조직 재생 시술'은 환자에게 가장 안전하고 결과도 만족스럽다. 이러한 방식의 통합적인 재생 치료가 점점 더 대세로 자리잡고 있는 실정이다.

최근 여러 의학 논문들을 보면, 주사 치료뿐 아니라 수술적 치료에서도 어깨 파열 환자에게 재생 물질을 3D 프린팅으로 도안하여 시행하는 시술이 있을 정도이다. 이처럼 재생 치료에 대한 연구는 계속되고 있다. 수술적인 부담을 줄이고 어깨를 건강하게 회복할 수만 있다면 당연히 비수술적 치료가 환자들에게 더 환영받을 것이다.

어깨 통증 치료, 주의할 부분

○ 초기에 진짜 원인을 정확히 찾아라

초기 어깨 환자의 통증은 목 디스크, 운동, 자연스러운 퇴행 등 매우 다양한 원인으로 발생한다. 그러니 증상이 비슷하다고 해서 천편일률적인 치료를 시행한다면 개별 환자에게 나타나는 효과는 다를 수밖에 없다.

 각각의 환자들이 어깨가 아픈 이유, 즉 '통증의 본질'이 무엇인지를 차근차근 알아내서 그에 따라 치료의 강도, 빈도, 종류 등이 달라져야 한다. 그래야만 더 완전하고 좋은 치료 효과가 나타난다는 사실을 환자 본인도, 의사도 반드시 기억해야 할 것이다.

○ 난치성 어깨 질환, 더 확실한 최신 기술

치료가 까다로운 난치성 어깨 질환을 회복하기 위해서는 일단 두 가지에 주목해야 한다.

 먼저 어깨 관절 주변에 발생한 조직 유착을 정확하게 제거해야 한다는 점이다. 관절 유착은 조직의 손상 정도에 비례해 발달하기 때문에 초기에 주사 치료를 해주면 회복 속도가 매우 빠르다.

 하지만 이 시기를 놓쳐 2~3개월이 지나버리면 유착 범위가 넓어지면서 어깨 전체가 딱딱해진다. 이때는 주사 치료를 해도 투입된 약물이 주변으로 잘 퍼지지 못해서 치료 효과가 현저히 떨어지게 된다.

 두 번째는 어깨 관절의 미세 환경을 제대로 조성해두는 것이다. 때로 투여한 약물이 어깨 관절의 미세 환경에 따라 비정상적인 면역 반응을 유발해 유착과 통증이 더 심해지기도 한다. 따라서 고질적인 어깨 통증의 회복을 위해서는 어깨 주변에 얽혀 있는 변성된 염증 조직을 제거해 조직의 미세 순환 기능을 회복시키고 혈류를 재공급시켜주어야 한다. 그럼으로써 세포의 신진대사가 활발해지면서 관절 기능이 회복되고, 결과적으로 통증도 감소한다. 어깨 관절의 손상 부위를 찾아내 줄기세포를 자극함으로써 새로운 결합 조직과 콜라겐들을 결집시켜 약해진 어깨의 힘줄과 인대를 재생시키고, 관절 구조의 안정성을 확보하는 것이다.

이러한 '조직 재생'이라는 이야기는 흔히 광고로도 쉽게 목격하는 부분이기도 하지만, 그보다 우선적으로 우리가 주목해야 할 부분은 손상된 부위의 줄기세포를 자극하여 스스로 회복하게 하는 시술이 환자에게 가장 안전하고 효과도 매우 좋다는 점이다.

그리고 단순히 프롤로 주사나 DNA 주사만 시행하기보다는 줄기세포 자극술과 재생 시술을 병행했을 경우에 치료 효과가 더 좋아지고, 반대로 부작용은 훨씬 줄어든다. 이에 따라 통합적인 재생 치료가 점점 주류로 주목받고 있다.

이렇듯 '수술 없는 어깨 기능 회복'에 대한 여러 신기술의 연구 논문들이 발표되고 있으며, 그 중요성이 점점 높아지고 있다. 어깨 질환에 대한 기존의 치료 방식에서 벗어나 더 안전하고 효과가 좋은 치료법이 개발되고 있다는 사실은, 고통받고 있는 어깨 통증 환자들에게 매우 반갑고 희망적인 소식이 아닐 수 없다.

치료 사례

case1. 석회로 인한 어깨 통증

50대 후반의 여자 환자분이 갑작스러운 좌측 어깨 통증을 호소하며 내원했다. 통증이 너무 심한지 환자분은 살짝 움직이는 것마저 힘들어했고, 진찰을 위해 손으로 어깨를 잡으려고만 해도 소스라치게 놀랄 정도로 극도의 예민 상태였다.

"아파서 미치겠어요. 눈물이 나올 정도예요."

울부짖는 환자분을 간신히 진정시키고 어깨에 겨우 손을 대

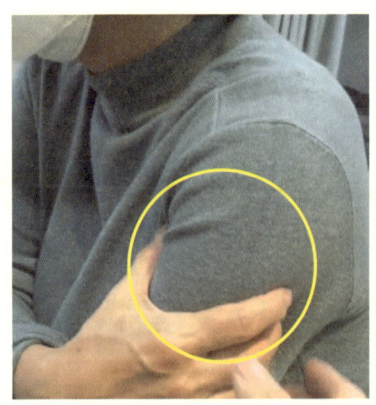 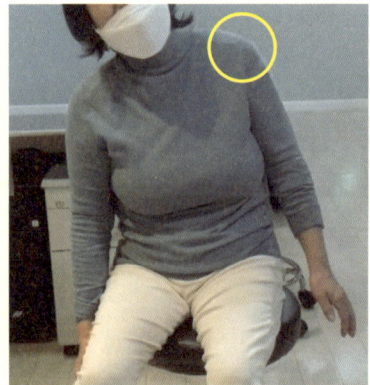

환자가 아프다고 호소하는 부위, 통증을 호소하며 팔을 들어 올릴 수 없다고 했다.

보니, 어깨 관절 주변으로 화끈거리는 열감이 느껴지고 관절이 많이 부은 느낌이 들었다. 환자분은 '막 쑤시기보다는 기분 나쁘게 아리다.'라고 통증의 양상에 대해 언급했다. 팔을 움직여보라고 해도 환자분은 통증이 너무 심해서 전혀 움직이지 못했다. 내가 어깨에 손을 잡고 움직여보려고 시도하자 환자분은 비명을 지르면서 하지 말라고 울먹울먹할 정도로 상태가 심각했다.

엑스레이를 찍어보니 어깨에 제법 큰 석회가 보였고, 초음파에서도 석회가 힘줄 속에서 자리를 떡 하니 잡고 있는 것이 확인되었다.

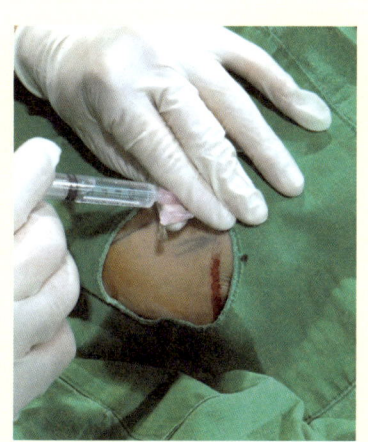

석회 제거 시술 중 세척하는 과정

단순 주사 치료로는 상태를 빨리 회복시키기 어려운 상황이어서, 입원 하에 석회를 제거하는 시술을 권했다. 며칠 동안 통증으로 잠도 제대로 못 자서 탈진 상태였던 환자는 바로 석회 제거 시술을 하는 데에 동의했고, 초음파 영상과 영상 투영 장치를 통해 바로 석회 제거를 시행했다.

다행히 석회를 안전하게 제거하고, 환자분은 바로 안정을 찾았다. 만 하루가 지나자 통증도 처음의 강도가 10이라면 1~2 정도로 대폭 감소하면서 어깨를 정상적으로 움직일 수 있었다. 엑스레이를 다시 찍어보니 그렇게 환자분을 아프게 만들었던 석회가 깨끗하게 사라진 것까지 확인할 수 있었다.

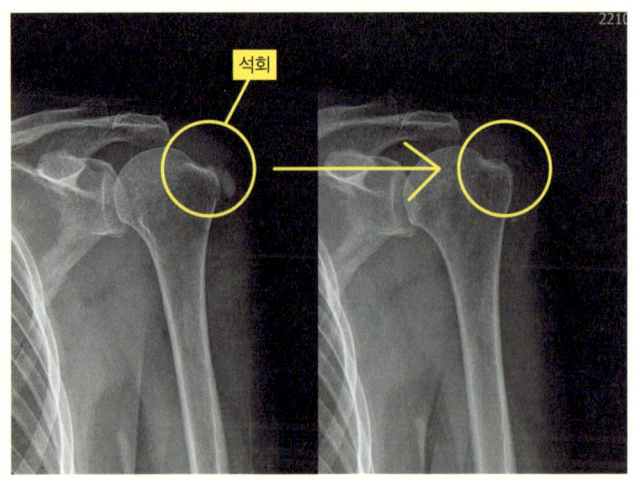

치료 전 확연히 보이던 커다란 석회가 치료 후 말끔히 제거되었다.

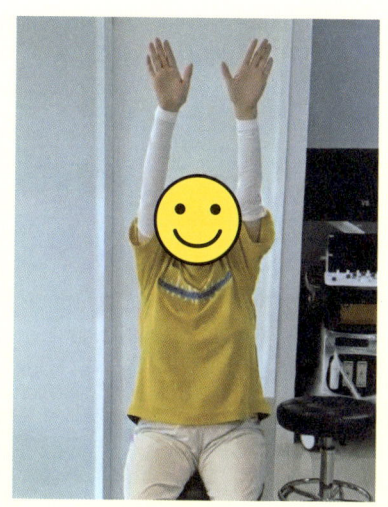

석회 제거 치료 후 정상적으로 어깨를 움직일 수 있게 되었다.

case2. 목 디스크 돌출

60대 초반의 여자 환자분이 우측 어깨를 올리지 못한다고 내원했다. 어깨 통증이 심하냐고 여쭤보니 통증도 심하긴 한데, 거기에 더해 몇 주일 전부터 갑자기 팔을 위로 못 올리겠다고 했다. 어깨 때문에 대학병원에서 치료를 받고는 있지만, 호전이 없어서 여기까지 찾아왔단다.

어깨 주변을 만져보니 특별한 부종이나 압통을 호소하지 않았고, 어깨를 잡아도 관절 강직이 심하거나 저항감이 느껴지지

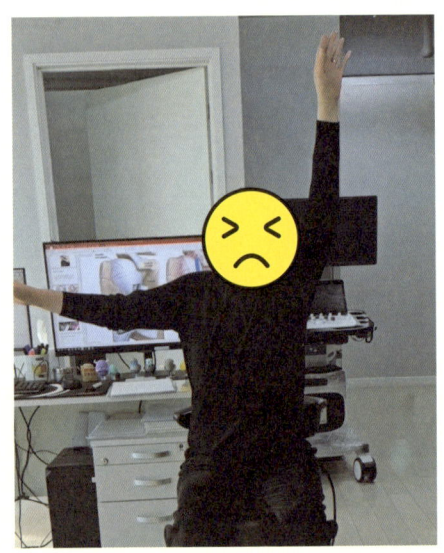
오른쪽 팔에 힘이 쭉 빠져 팔을 올리지 못하는 상태

는 않았다. 엑스레이를 보아도 석회가 있다거나 심한 관절염이 있는 상태는 아니었으며, 어깨 힘줄 파열을 의심할 정도로 어깨뼈의 퇴행성 변화도 심하지 않았다. 곰곰이 생각해보고 환자분께 말씀드렸다.

"아무래도 환자분께서 목에 문제가 생겨서 어깨를 올리지 못하시는 것 같습니다."

목 때문에 어깨가 안 올라간다는 내 말에 환자분은 의아한 표정이었다. 여러 병원을 돌아다녀봤지만 목에 문제가 있다는 말은 처음 듣는다며 반신반의하는 눈치였다. 목 디스크나 목에 있는 팔 신경에 문제가 생기면 팔에 힘이 빠지는 경우도 생길 수 있다는 자세한 설명에, 환자분은 수 주일간 치료해도 낫지 않은 상태라서 한번 믿어보고 치료를 받아보겠다고 했다.

먼저 목 MRI를 찍어보았는데, 역시나 목 여러 부위에 심한 디스크 압박 소견이 보였다.

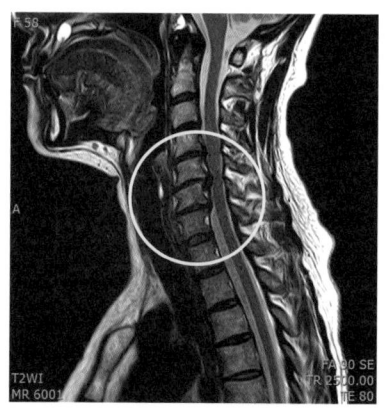

MRI로 확인된 여러 부위의 심각한 목 디스크

목 디스크의 돌출 부위에 신경 성형술을 바로 시행했고, 환자분은 일주일 후 다시 내원했다. 다시 얼굴을 뵈었을 때, 처음에 고통스러워하던 얼굴이 매우 편안하고 부드러운 인상으로 바뀌어 있었다. 팔을 올려보라고 하니, 이전보다 팔이 잘 올라가는 것을 확인할 수 있었다. 그 이후 몇 번 더 치료하고 치료를 종결했고, 현재까지도 환자분은 완전히 회복된 상태를 유지하고 있다.

이처럼 때로 목 신경 문제로 인해 팔에 힘이 빠져 어깨를 올리지 못하는 경우가 발생할 수 있다. MRI 상 신경의 변성이 진행되어 있음이 확인되면 바로 수술을 해서 신경 압박을 풀어주어야 하는 경우도 있지만, 변성 신경이 없는 대부분의 경우에는 신경 성형술만으로도 수술하지 않고 충분히 회복될 수 있음을 보여주는 사례였다.

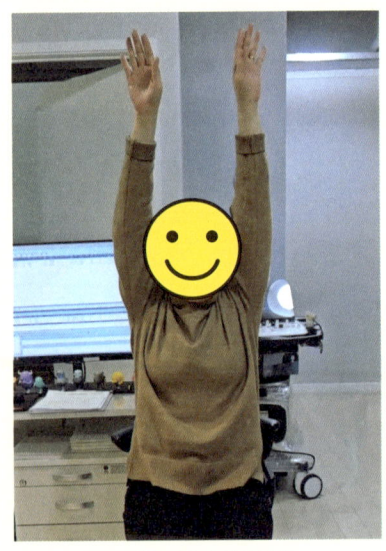

목 시술 이후 완치된 상황

case3. 석회의 어깨 신경 누름

한 중년 남자 환자분이 우측 팔 저림 증상으로 내원했다. 이미 다른 병원에서 목 디스크 판정을 받았고, 이에 대한 물리 치료, 도수 치료 및 주사 치료와 시술까지 받고도 호전이 없어서 지인 소개로 내원한 것이었다.

그는 팔 저림의 범위가 팔뚝에서 시작해서 손끝까지라고 했지만, 목 디스크 상태를 확인하기 위해서 목을 뒤로 젖혀 디스크 검사를 해봤으나 의아하게도 음성으로 나왔다. 즉, 팔 저림은 목 디스크 문제가 아닌 것으로 판단되었다. 대신 함께 가져온 엑스레이 사진들 가운데 어깨 부위의 엑스레이를 확인하니 어깨 속에 커다란 석회가 눈에 띄었다.

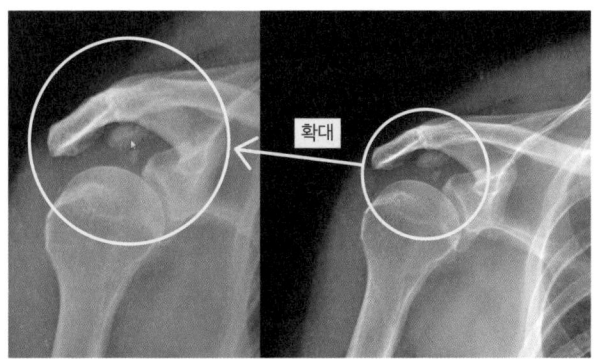

꽤 커다란 석회 결절이 신경을 누르고 있다.

먼저 방문한 병원에서도 이 부분에 석회가 있는 것을 환자분에게 알려주었으나 어깨나 팔의 움직임에는 아무 문제가 없었기 때문에 환자의 팔 저림과는 상관관계가 없는 것으로 판단했다고 했다. 그래서 목 디스크 치료에 집중했던 것 같다.

그러나 석회의 위치를 보니 팔로 내려가는 팔 신경얼기 바로 밑에서 일부 신경을 누르고 있을 가능성이 있어 보였다. 환자분에게 '목에 대한 치료는 이전 병원에서 열심히 해주었으니, 여기에서는 석회 치료를 해보는 게 좋을 것 같다.'고 권했다. 이 석회 덩어리가 팔 신경에 영향을 주어 팔 저림을 유발할 가능성이 있다고 설명하고서 말이다. 이렇듯 석회 치료를 한 후 경과를 보자는 의견에 환자분은 '어차피 목 치료를 해도 여전히 팔이 저려 힘이 든 상황이니, 만일 저 석회가 문제인 것 같다면 치료를 해보고 싶다.'라며 흔쾌히 동의했다. 그리고 나서 바로 어깨에 자리잡고 있는 석회에 대한 치료를 집중적으로 진행했다.

치료 후 1주, 2주가 지나면서 다행히 팔 저림이 서서히 없어지자, 환자분은은 무척 신기해하면서 큰 만족감을 보였다. 그리고 한 달째가 되면서 팔 저림은 완전히 없어졌다. 완치 판정을 내리기 전에 엑스레이를 다시 한번 찍어보니, 이전에 있던 석회가 말끔하게 없어진 것을 확인할 수 있었다. 환자분은 석회가 없어진 것을 보고는 기뻐하며 재차 고맙다고 인사를 해주었다. 나 역시 기뻐하는 환자분을 보며 가벼운 마음으로 치료를 종결했다.

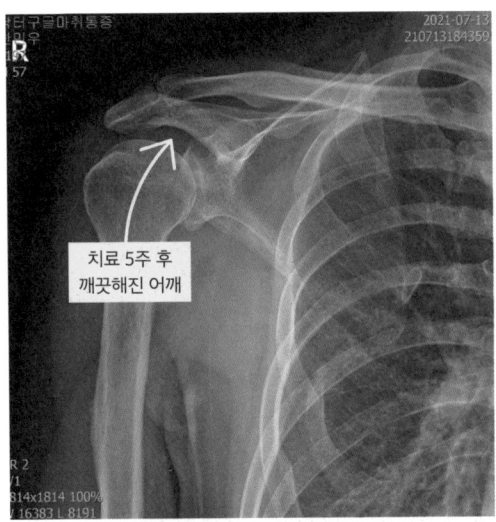

치료 5주 후, 깨끗해진 어깨를 확인할 수 있다.

case 4. 우측 팔뼈와 늑골의 골절

20대 후반 여자 환자분이 우측 팔을 L자 모양의 보조기에 걸친 채 병원을 찾았다. 환자분은 며칠 전, 눈길에서 넘어지며 오른쪽 몸이 바닥에 부딪쳤다고 했다. 그러면서 우측 어깨의 탈골,

위쪽 팔뼈 골절, 우측 갈비뼈(늑골) 5-7번의 골절과 우측 발목의 인대 손상 및 다발 부위 타박상 등 수많은 외상성 진단명이 나열되어 있는 진단서와 다른 병원에서 찍은 엑스레이, MRI, CT 자료를 보여주었다. 당장 수술해야 한다는 해당 병원의 만류를 뿌리치고서 바로 우리 병원으로 온 것이란다.

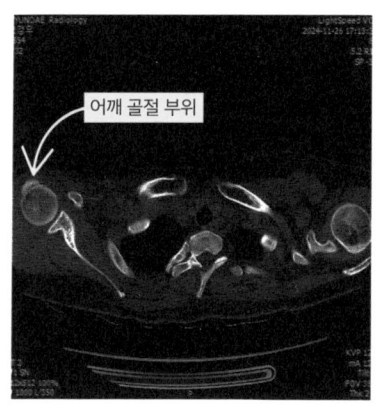 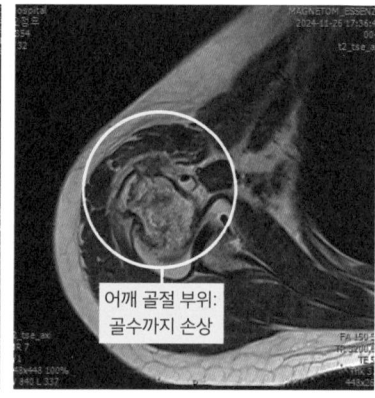

눈길에서 넘어져 어깨 골절이 생겼고, 골절 부위는 골수까지 손상된 상태였다.

'아니, 이렇게 심각한데 도대체 왜 수술을 바로 받지 않고…?'
 여러 부위를 심하게 다쳤고, 한눈에 보아도 당장 부러진 우측 팔을 수술 받아야 하는 상태였다. 더구나 환자분은 갈비뼈 골절 때문에 움직일 때마다 비명이 절로 나오는 정도였다. 탈구된 우측 어깨는 병원에서 끼워 넣긴 했지만, 지금 심한 통증으로 몸도 제대로 움직이지도 못하는 상태인데 대체 왜 이 환자분은 울면서 여기까지 찾아왔을까? 너무 놀랍고 의아했다.

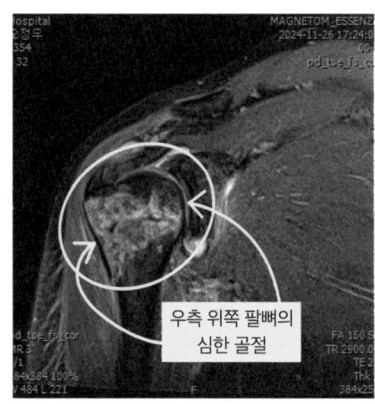

MRI를 확인해보니 위쪽 팔뼈 대부분이 골절되어 수술이 시급한 상태였다.

환자분이 말하길, 우리 병원을 다녀간 가족분이 여기가 수술하지 않고도 통증을 고쳐주는 곳이라고, 수술하기에 앞서 먼저 꼭 가보라고 했다는 것이다. 아니, 그것도 환자의 상태 나름이지, 그렇다고 무조건 수술을 피하는 이유를 알 수 없었다.

사정은 이러했다. 환자분은 외국에서 사업을 하고 있는데, 사업차 열흘 후 베트남에 가야 하는 상황이라서 절대 이 스케줄을 변경할 수가 없다고. 또 이후 빠른 시일 내에 한국에 다시 들어올 수도 없는데, 그 병원에서 골절로 수술을 받으면 바로 어깨를 쓰지 못하고서, 6개월에서 1년간은 우측 어깨가 굳어진 상태로 열심히 재활치료를 받아야 한다는 말을 듣고 절망스러웠다고 했다. 어떻게든 어깨 상태를 빨리 회복시켜서 베트남에 가야 했기에 소개를 듣고 나를 찾아왔다며, 눈물을 흘리면서 자신의 난감한 상황을 설명해준 것이다.

그제야 상황이 파악되었지만, 그래도 환자의 팔 골절 상태는 너무 심해서 수술을 해야만 했고, 그것도 꽤 까다롭고 고난도인 케이스로 보였다. 부러진 곳에 기다란 플레이트 판를 대고 스크류 나사를 고정해놔야 할 텐데, 그런 수술을 한 후에 10일 후 출국이라니! 그런데도 이곳이라면 뭔가 방법이 있을 거라는 희한한 믿음을 가지고서 '무조건 10일 후 베트남행'이라는 말도 안 되는 엄청난 미션을 내게 주다니!

나는 처음엔 할 말을 잃어버렸다. 그리고 나서 차근차근 현 상황과 환자분의 일정에 대해 생각을 정리해보고는 환자분에게 말했다.

"지금 오른쪽 어깨 상태는 무조건 수술해야 합니다. 그것도 지금 당장 다시 그 병원에 가서서 해야 할 것 같아요."

수술밖에 답이 없다는 내 말을 듣자마자 환자분의 얼굴이 더욱 절망적으로 변하고 있는 것을 보면서 말을 이어나갔다.

"하지만 수술하고 다시 찾아오시면, 제가 환자분의 어깨가 굳지 않고, 재활을 따로 하지 않아도 빨리 회복할 수 있게끔 도와 드릴 순 있을 것 같습니다."

그제야 환자분이 희망과 놀람으로 가득한 표정으로 나에게 외쳤다.

"정말요? 정말 수술하고 오면 어깨가 빨리 회복될 수 있다고요? 저 정말 베트남 갈 수 있나요?"

그리고 나서 정확히 이틀 후, 환자분이 다시 우리 병원에 나타났다.

"선생님, 저 다시 왔어요!"

환자분은 정말로 수술을 받았고, 수술한 실밥도 녹기 전에 내게 치료를 받겠다고 다시 찾아온 것이다. 수술을 하면 당연히

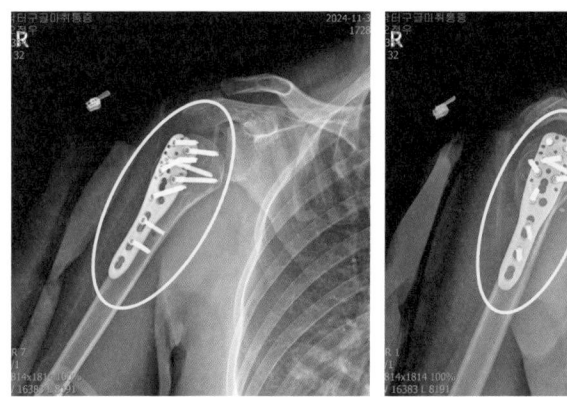

골절 수술 후 퇴원하자마자 본원에 재방문한 환자의 어깨 상태

수술한 병원에서 후속 치료를 받고 출국 생각은 접었을 거라고 생각하며, 설마 다시 우리 병원을 찾을까 싶었는데… 정말 믿기 어려웠다.

물론 당연히 그렇게 생각하긴 했어도, 어쨌든 만에 하나 그분이 재방문하면 이렇게 치료해야겠다고 생각해둔 치료 과정이 있었기에 이를 다시 머릿속으로 복기했다.

그렇게 환자분을 먼저 입원시켰다. 그리고 입원 기간 동안, 어깨 수술 후 흔하게 생기는 조직 유착으로 인해 어깨 관절이 굳어지지 않게끔 초음파와 실시간 영상 투시 장치를 통해 어깨에 전달되는 신경 치료를 시행했다. 그러면서 관절 부위의 유착을 없애주는 유착 제거제와 근섬유를 재생하는 콜라겐을 섞어 적절한 부위에 주사 치료를 하여 전체적으로 관절 기능이 향상되게 유도했다.

정확히 5일 후, 그녀는 어깨 통증으로부터 많이 회복되었고, 처음 병원에 도착했을 때 올라가지 않던 팔도 정상적으로 올릴 수 있었다. 며칠 후에 이 환자분은 머리를 직접 감았다고 자랑까지 하고는 예정된 날짜에 베트남으로 떠날 수 있었다.

떠나기 전에 이 에너지 넘치는 환자분은 나에게 클라이밍을 다시 할 수 있는지도 물었다.

"앗, 그럼요. 이제 다 움직일 수 있게 됐으니까요."

대답을 듣고는 씽긋 웃으며 씩씩하게 출국한 그 환자분과 함께한 10일간은 나에게 마치 우당퉁탕 한 편의 영화를 찍은 것만 같았다.

이 환자분의 사례를 통해 나도 얻은 것이 많다. 수술 후유증에 대해서 생각을 많이 하게 되었기 때문이다. 사실 어떤 수술이든 다 그렇지만 특히 어깨, 무릎, 팔꿈치, 발목 등 모든 관절 수술은 수술 후 통증과 움직임에 제약을 주는 관절 강직을 유발하여 오랫동안 환자를 힘들게 만든다. 하지만 수술 후 적합한 시술만 잘 받는다면 대부분의 수술 환자들은 통증을 더 빨리 회복하는 것은 물론, 고통스러운 재활 기간도 상당히 줄일 수 있다. 수술 환자분들이 수술 후에 이런 전문적인 시술법을 알고 받았으면 하는 마음과 함께, 나도 더 열심히 치료해야겠다는 각오를 다졌다.

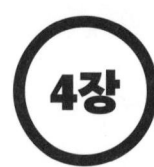

4장

무릎 통증

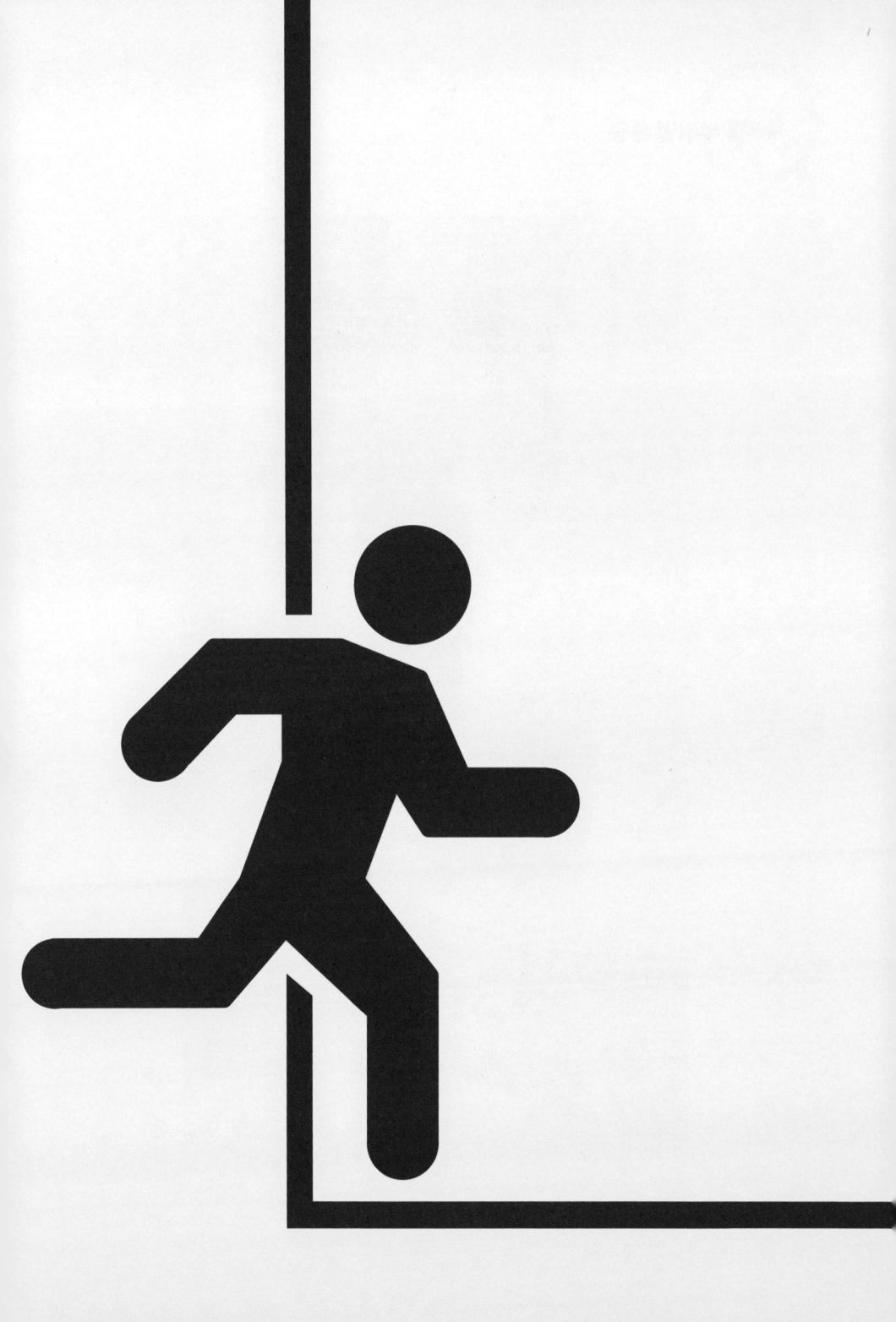

무릎 부위별 통증

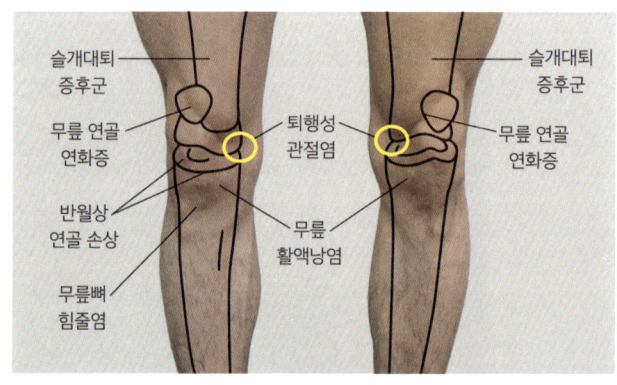

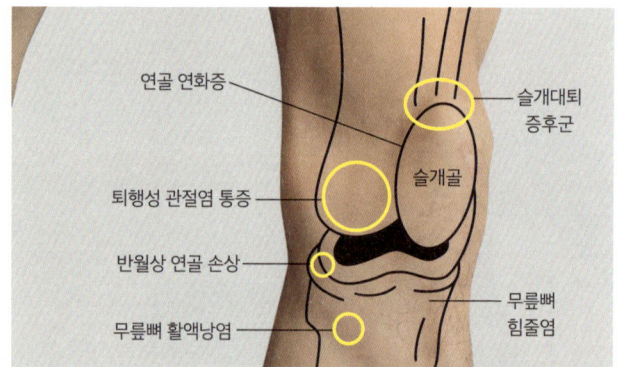

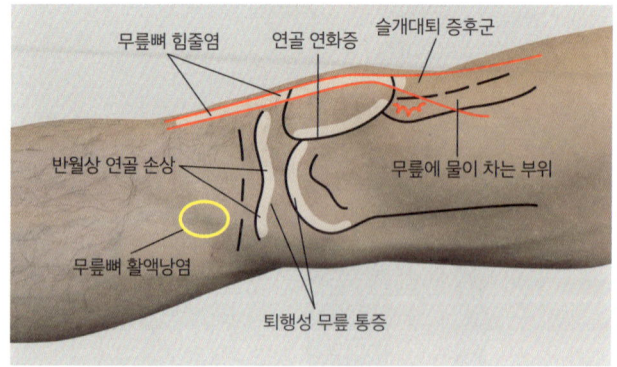

증상으로 보는 무릎 통증 자가 진단

무릎이 뻐근하거나 약간 아프다. 오래 앉아 있거나 계단을 오를 때 불편하지만, 휴식 후 증상이 완화된다.	초기 관절염 또는 단순 근육통
무릎이 자주 붓고, 움직일 때 소리가 나거나 걸을 때 통증이 있다. 운동 후 통증이 심해지고 무릎이 무거운 느낌이 든다.	연골 손상 또는 중기 관절염
무릎이 자주 붓고 열감이 있으며, 통증이 지속된다. 관절이 뻣뻣하고 움직임이 제한된다.	말기 관절염 또는 반월상 연골 손상
무릎이 갑자기 꺾이거나 힘이 빠진다. 걷기 어렵고 무릎이 흔들리는 느낌이 있다.	인대 손상 또는 반월상 연골 파열

무릎 통증의 사례와 양상

○ 건강한 무릎 움직임의 메커니즘

무릎 관절은 우리 몸의 탄성력 생산 공장이라고 할 수 있다. 우리가 걸을 때 관절의 굽힘과 폄을 반복하면서 위로는 고관절, 골반과 허리까지, 아래로는 정강이를 지나 발목 관절까지 전달되는 체중에 대해서 탄성력을 적절하게 생산하는 역할을 하기 때문이다. 어떤 운동이든 무릎을 순간적으로 얼마나 굽혔다 펴

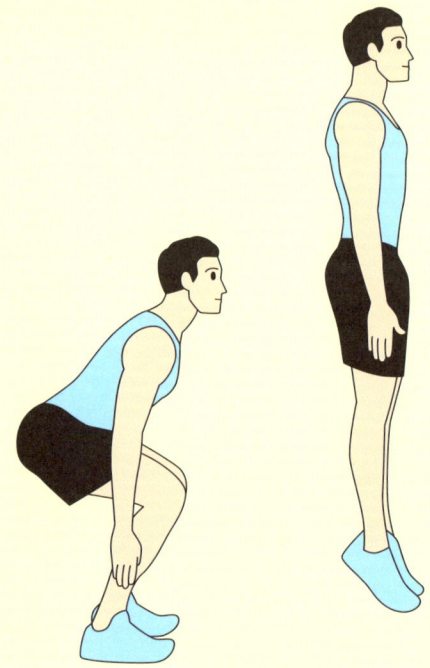

몸의 탄력은 무릎이 만든다.

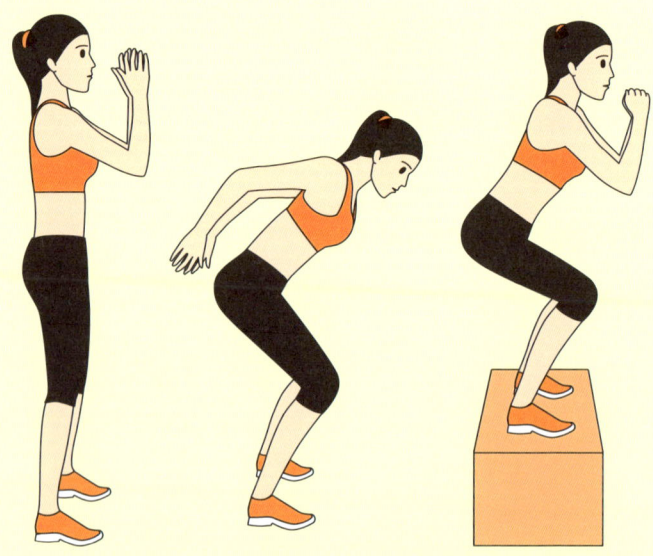

우리 몸의 모든 동작은 무릎의 굽힘과 폄이 만들어내는 에너지를 사용한다.

느냐가 운동의 질을 절대적으로 좌우한다는 사실은 운동을 좋아하는 사람이라면 누구나 동의할 것이다. 이러한 리듬감을 유지하면서, 필요할 때마다 몸의 탄력성을 만들어주는 상태가 바로 건강한 무릎 관절의 움직임이라고 말할 수 있겠다.

따라서 걷기 운동을 하거나 등산을 할 때에도 무릎의 리듬감이 중요하다는 생각을 가지고 움직이라고 권하고 싶다. 몸의 리듬감을 더 관찰하며 움직이기 때문에 결과적으로 무릎 건강을 유지하는 데에 도움을 줄 수 있으니 말이다.

○ 무릎 구조에 대한 이해

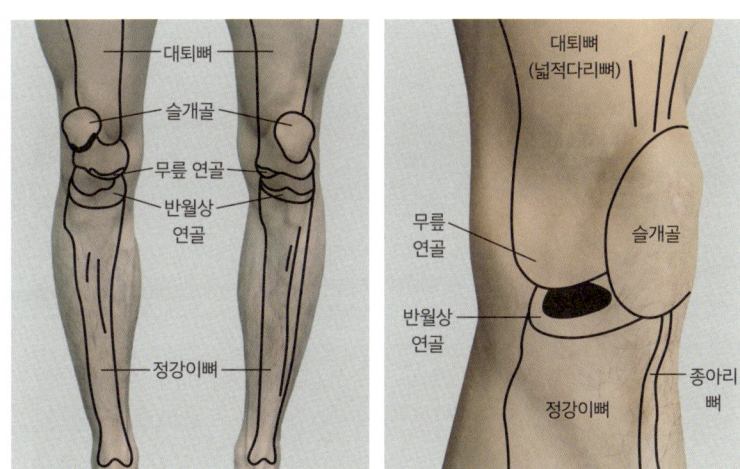

무릎 주변의 주요 뼈 구조

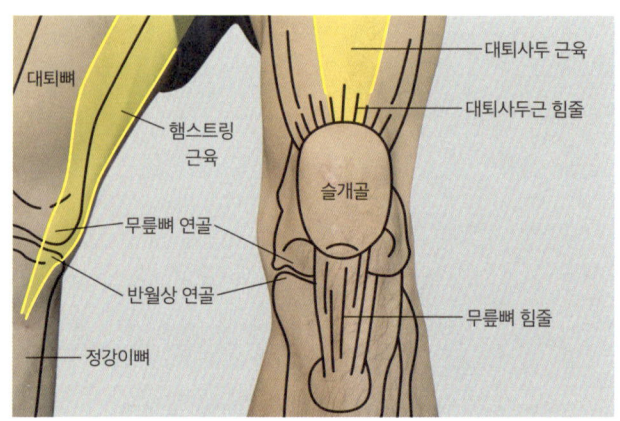

정면에서 본 전체적인 무릎과 다리 주변 구조

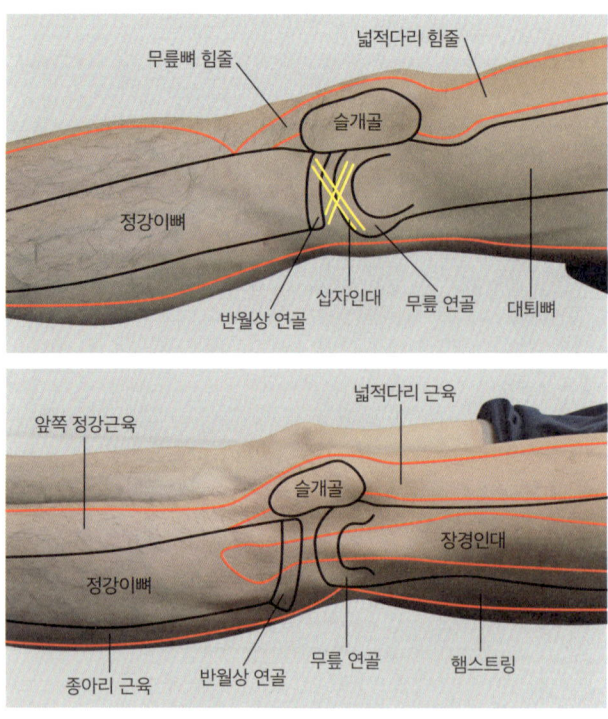

안쪽과 바깥쪽에서 본 전체적인 무릎과 다리 주변 구조

● 무릎 통증의 다양한 양상들

무릎 통증에는 다양한 양상이 있다. 그럼 우선 연령에 따라서 이러한 양상을 구분해보자.

먼저 고령의 무릎 통증 환자들이 주로 호소하는 무릎 질환으로는 대표적으로 퇴행성 무릎 관절염이 있다. 그 외에 반월성 연골 파열, 퇴행성으로 무릎 관절 공간에 석회가 만들어지면서 염증을 유발하는 가성 통풍 등의 질환을 예로 들 수 있다.

청·중년층 성인들에게서 흔히 보이는 무릎 통증 중 가장 대표적인 질환으로는 슬개대퇴 증후군을 들 수 있다. 이는 열심히 스쿼트 동작을 하거나 러닝, 오래 걷는 동작 등에서 유발되는 것으로, 슬개골 주변으로 기분 나쁜 통증을 유발하면서 붓는 질환이다. 그 외에 슬개골 아래쪽 힘줄이 반복적인 무릎 관절의 굽힘 동작으로 무리가 오면서 염증이 생기는 무릎뼈 힘줄염, 무릎 안쪽을 잡아주는 힘줄에 염증이 생기는 거위발 윤활낭염(무릎뼈 윤활낭염), 인대 손상, 류마티스 관절염 등이 있다.

소아의 무릎 질환은 무릎뼈 힘줄과 정강이뼈의 돌기가 만나는 부위에 뼈의 과증식으로 염증이 유발되어 통증이 생기는 오스굿 질환이 대표적이고, 그 외에 약한 연골을 과다하게 사용하면서 연골이 박리되거나 성장판에 이상이 생기는 질환들이 성장점 주변에 자주 발생한다.

무릎 통증을 호소하는 환자의 임상 증상으로는 걸을 때 무릎 안쪽이나 슬개골 주변의 통증이 가장 많다. 그리고 가만히 있어도 무릎이 쿡쿡 쑤시거나 열감이 느껴지고 붓는 증상도 많다. 부가적으로 특정 동작에서 날카로운 통증이 발생하거나 쪼그려 앉기 힘들 정도로 관절 강직이 생기면서, 때로는 무릎 통증 때문에 걸을 때 절뚝거리는 증상을 호소하기도 한다.

무릎 통증의 원인과 종류

○ 무릎 주변의 구조와 통증

무릎의 통증은 앞뒤, 양옆 어느 부위에 발생하는지, 또 그 양상이 움직임에 따라서 어떻게 변하는지, 일상생활 중 어떤 부분에서 불편함을 느끼는지에 따라서 그 주원인이 다르다. 무릎 관절의 문제이거나 힘줄, 인대의 문제일 수도 있고, 또는 연골의 문제일 수도 있으니 그 원인을 제대로 찾아내야 한다.

　무릎 관절 바깥쪽은 인대와 힘줄이 감싸고 있다. 따라서 가장 많이 손상 받는 곳도 바로 이 무릎 인대나 힘줄이라고 할 수 있다. 성인의 무릎 통증은 일상생활이나 레저 활동, 운동에서 발생하는 인대나 힘줄의 손상이 가장 많고, 정도가 심하면 연골이 파열되기도 한다. 하지만 무릎 연골보다는 대퇴뼈를 밑에서 받쳐주는 접시 모양의 반월상 연골의 손상이 더 흔하게 발생한다. 고령에 접어들수록 무릎 연골의 퇴행이 심해지기 때문에 퇴행성 골관절염이 발생하고 관절 강직이 생기면서 석회화가 진행되기도 한다.

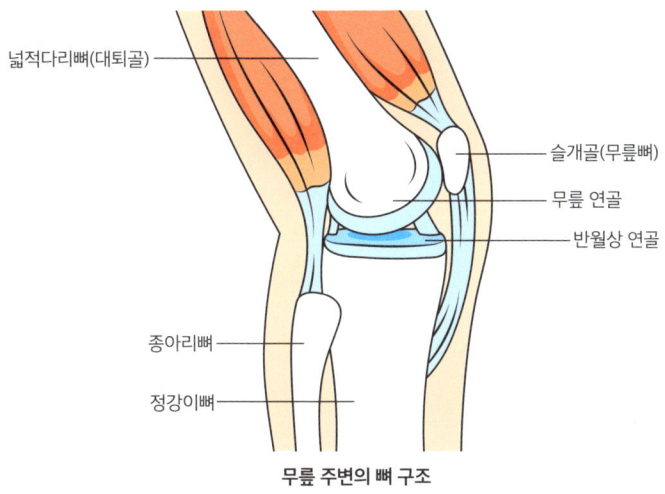

무릎 주변의 뼈 구조

1. 퇴행성 관절염

보통 무릎 통증이라고 하면 퇴행성 관절염을 제일 먼저 머릿속에 떠올린다. 실제로 무릎 통증을 호소하며 내원하는 60대 이상 어르신들의 경우에는 퇴행성 관절염 환자분이 가장 많은 것이 사실이다.

퇴행성 관절염은 한마디로 '연골이 닳고 관절이 약해지면서' 생기는 질환이기 때문에 체중 부하의 움직임에 통증을 느끼고, 휴식 시에는 통증이 감소한다. 연골이 닳으면서 연골 안쪽에 보호되고 있는 뼈가 노출되고, 이 노출 부위에 마찰이 일어나면 미세골 파편들이 염증을 유발하며 관절 부종, 아침 기상 시 관절에 뻣뻣한 증상이 나타난다. 또 만성적 관절 강직 및 근육 감소로 인해 무릎 안쪽에 하중이 부가되면서 걸을 때마다 통증이 생기기도 하고, 관절 속에 삼출액이 고이면서 걸을 때 절뚝거리게 된다.

이런 환자분들은 관절이 움직일 수 있는 각도가 감소하면서 쪼그려 앉을 수가 없고, 관절을 굽히거나 펼 때마다 마찰음이 들리는 특징을 보인다. 엑스레이를 찍어보면 무릎 안쪽 연골의 간격이 좁아져 있고, 골막 손상으로 인해 보상적 반응으로 골증식을 확인할 수 있다.

퇴행성 골관절염의 치료는 통증을 줄여 일상생활을 지속하는 데에 중점을 둔다. 연골이 손상되어 있더라고 관절을 잡아주는 힘줄과 인대가 튼튼해지고 근육의 힘이 유지된다면 연골의 부담을 덜어줄 수 있다. 따라서 초기에는 무릎 관절을 잡아주는 근육의 길이를 유지하면서 힘을 길러주는 등척성 운동을 꾸준하게 하면서 약물 치료와 물리 치료를 병행하도록 권한다.

만약 보존적 치료에 반응하지 않고 관절에 자꾸 물이 차면서 통증이 심한 상태가 지속된다면 MRI를 찍어 무릎 연골 외에 반월상 연골의 손상 유무를 확인해본다. 또 골 증식의 정도 및 낭종 변화 등을 관찰하면서 수술적 접근을 고려하고 판단하는 데에 참고해야 한다.

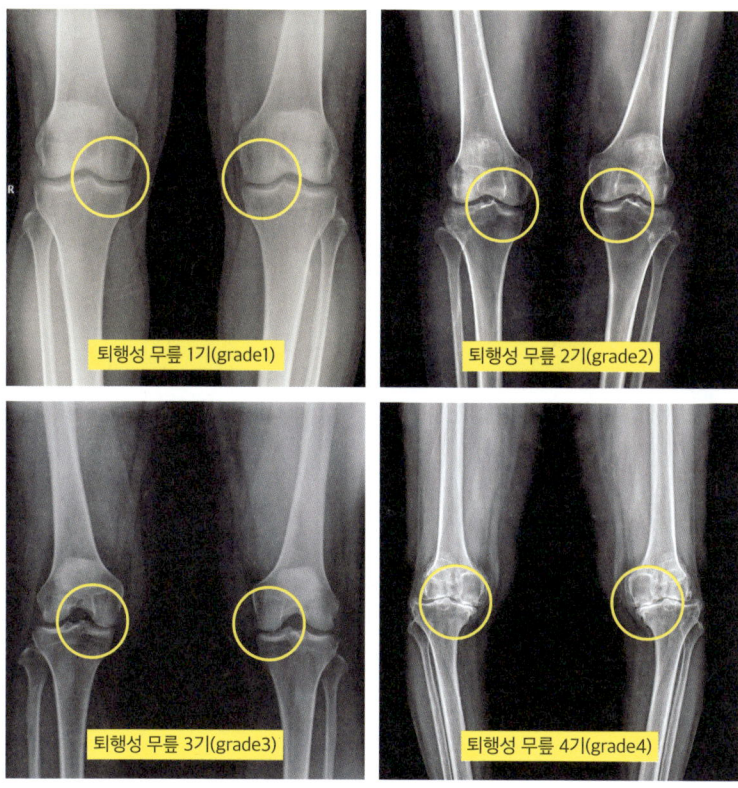

엑스레이로 보는 1~4기 퇴행성 관절염 구분
(퇴행이 심할수록 관절 간격이 좁아짐을 확인할 수 있다)

연골 간격이 남아 있는 2단계와 3단계 사이라면 수술을 하지 않고 무릎의 인대, 힘줄 및 연골에 대한 증식 치료나 콜라겐 주사 요법으로도 효과를 기대할 수 있다. 이런 치료들은 통증 없이도 본래의 목적인 무릎의 통증을 줄여주고 일상생활을 하는 데에 상당한 도움을 줄 수 있기 때문이다. 따라서 무릎 통증이 심하거나 물이 자꾸 찬다고 해서 바로 수술을 해야 하는 것은 아닌지 속단하여 걱정할 필요는 없다.

2. 슬개대퇴 증후군

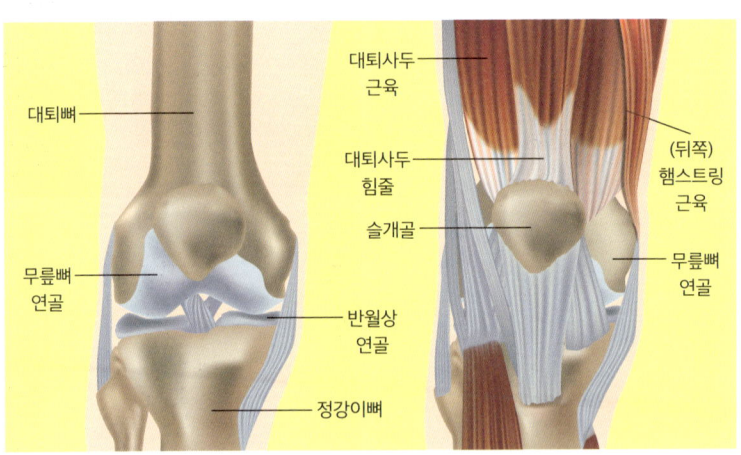

슬개골 주변의 구조

무릎 통증으로 내원하는 젊은 환자들 대부분은 연골 문제보다는 슬개골 주변에서 무릎 관절을 감싸고 있는 힘줄이나 인대의 손상으로 인해 통증이 발생하는 경우가 많다.

　슬개대퇴 증후군은 무릎 관절을 굽히는 동작을 반복하면서 발생하는 슬개골 앞쪽의 압력이 대퇴사두근의 힘줄에 미세 손상을 유발하여 무릎 앞쪽이나 슬개골 주변에 통증을 유발하는 질환이다. 이 질환은 최근 러닝이나 오래 걷는 운동이 유행함에 따라서 그 환자의 수가 급격히 증가하였는데, 특히 젊은 여성의 전방 무릎 통증의 가장 흔한 원인이 바로 슬개대퇴 증후군이다. 무릎 통증이 슬개골 주변에서 발생하는 이유는 걷거나 뛰는 동작을 할 때, 슬개골의 마찰이나 부분 탈구가 이루어지면서 힘줄을 잡아당기기 때문이다.

　무릎이 뻣뻣하다는 것은 무릎 관절을 잡아주는 힘줄과 인대

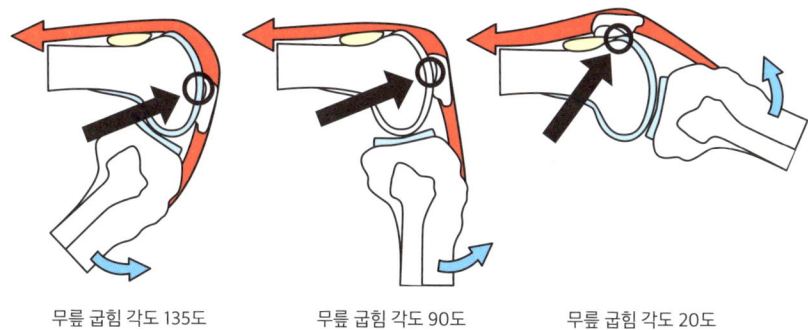

무릎 굽힘 각도 135도　　무릎 굽힘 각도 90도　　무릎 굽힘 각도 20도

무릎 굽히는 각도가 증가할수록 슬개골과 대퇴뼈의 마찰이 증가하면서 힘줄이 더 많이 늘어나는데, 이때 힘줄에 미세 파열이 생긴다.

의 탄력이 감소되었다는 것을 의미한다. 만성 피로와 스트레스 상태에서는 좀처럼 힘을 낼 수 없는 것처럼, 이런 상태의 무릎이라면 오래 걷거나 러닝, 강한 스쿼트 운동이 오히려 무릎에 부담을 주어 힘줄이나 인대의 손상을 일으킬 수 있다.

최근에는 고혈압, 당뇨를 조절하거나 체중을 감량하기 위해, 아니면 걷기 자체가 건강에 좋다는 인식이 있어서 자신의 관절 상태는 제대로 살펴보지 못한 채 일단 많이 걷고 보는 분들이 많다. 그러면 당연히 무릎 관절에 문제가 생길 수밖에 없다.

무리한 걷기만 문제가 되는 게 아니다. 체대 입시나 체력 시험을 앞둔 학생들의 경우, 아무리 튼튼하고 건강한 무릎 관절을 가지고 있다 해도 무리하게 달리기나 점프 동작을 반복하면 무릎에 피로가 쌓이게 된다. 이렇게 혹사 당한 무릎 관절은 강직도가 높아지면서, 결국에는 힘줄이나 인대 손상으로 이어진다. 또한 체육관이나 필라테스센터에서 너무 의욕 넘치게 런지나 스쿼트와 같은 동작을 하다 보면 무릎에 손상이 가고, 점차 관절의 유연성과 탄력을 잃고 염증이 발생하기도 한다.

무릎의 움직임에 대한 메커니즘은 다음과 같이 크레인을 통해 설명할 수 있다.

무릎이 아파서 쪼그려 앉았다 일어나는 동작이 힘든 상황이라고 가정하자. 이는 크레인이 물건을 끌어 올리는 작업을 하

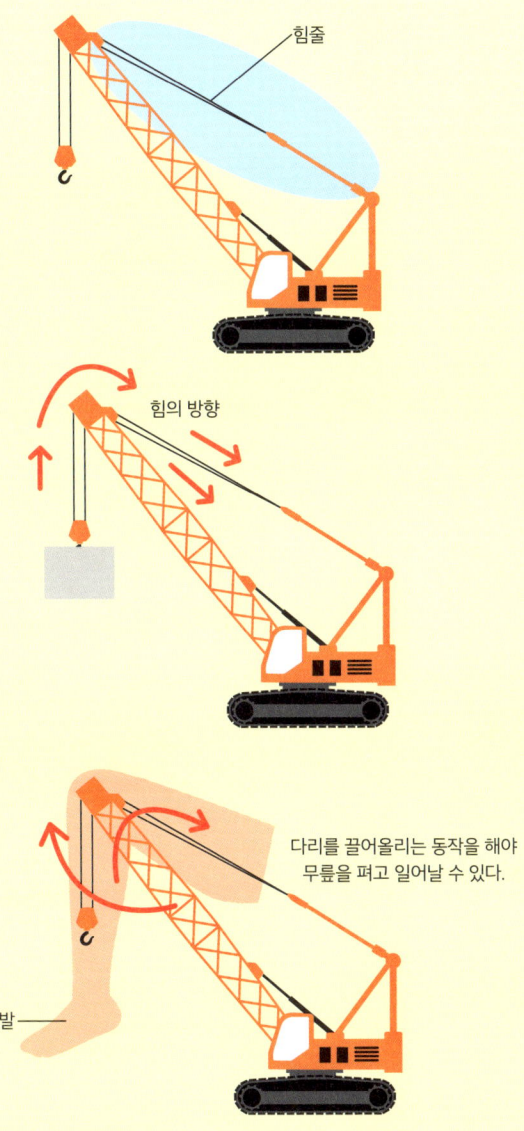

크레인을 통해 이해하는 발과 무릎 움직임의 메커니즘

지 못하는 것과 비슷하다. 전에는 같은 무게의 물건을 쉽게 끌어 올릴 수 있던 크레인이 지금은 그렇게 들어 올리지 못하는 이유는 무엇일까?

먼저 크레인의 엔진이나 부품이 너무 낡은 상태를 고려할 수 있다. 하지만 크레인이 그 정도로 낡은 게 아니라면, 즉 무릎의 경우 퇴행성 관절염이 아주 심각한 상태가 아니라면 대체 어디에 문제가 생겨 물건을 번쩍 들어 올리지 못하게 된 걸까?

바로 무릎에 힘을 전달하는 힘줄 때문이다. 이렇게 힘줄에 문제가 생기는 경우, 계단을 오를 때도 내릴 때도 통증이 발생하고, 걸을 때도 마찬가지로 불편해진다. 무릎에 통증이 생겼을 때, 이렇게 먼저 그 원인이 무엇인지를 잘 찾아야만 그다음에 제대로 된 치료 계획을 세울 수 있다.

○ **3. 무릎뼈 힘줄염**

무릎뼈 힘줄염은 슬개골 전면부의 통증을 호소하는 대표적인 질환인데, '점프 무릎(jumper's knee)'이라는 별명에서 유추되듯 무릎 굽히는 동작을 반복하는 환경에서 아주 잘 생기는 질환이다. 또 슬개대퇴 증후군의 맨 아래쪽 병증이라고 할 수 있을 만큼 슬개대퇴부 질환과도 관련이 깊다.

따라서 무릎뼈 힘줄염의 치료 또는 슬개골 주변에만 집중해서 치료하면 효과가 떨어지고, 대퇴부의 힘줄과 관절 내부의 부종 여부까지 체크해서 주변부도 강화해주는 방식으로 치료해주면 빠르게 회복될 수 있는 질환이다.

   요즘처럼 걷기를 장려하고 뛰는 운동을 많이 하는 세상에서 무릎뼈 힘줄염과 슬개대퇴 증후군이라는 2가지는 아무래도 시

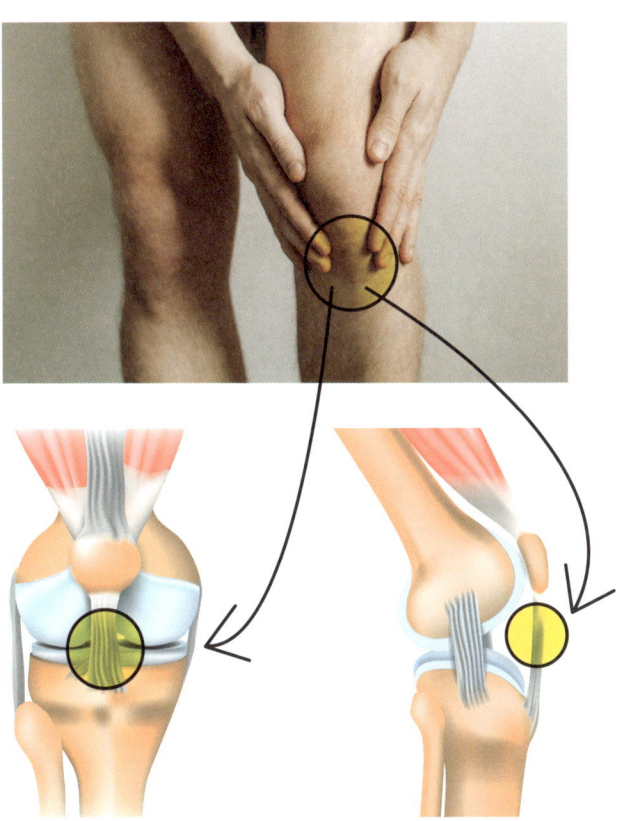

무릎뼈 힘줄염의 통증 부위

대적 흐름 속에서 현대인으로부터 떼려야 뗄 수 없는 무릎 질환이라고 할 수 있겠다.

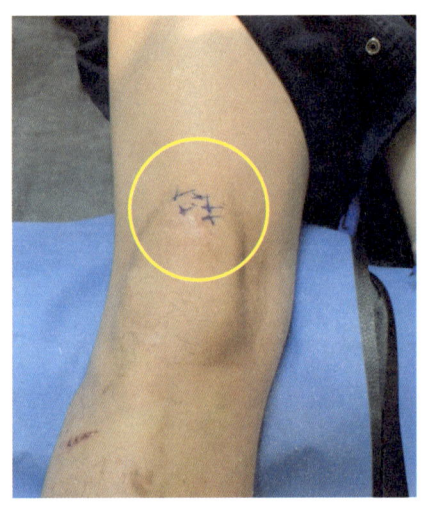

슬개대퇴 증후군 환자의 무릎 상부 통증 부위

4. 거위발 윤활낭염

거위발 윤활낭염은 대표적인 무릎 앞 안쪽의 통증 질환으로 무릎과 정강이에 스트레스를 반복적으로 가했을 때 흔히 생긴다. '거위발'이란 명칭은 정강이뼈 앞 안쪽에 붙어 있는 3가지 힘줄 모양이 마치 거위의 발처럼 생겼다고 해서 붙은 것이고, '무릎뼈 윤활낭염'이라고 불리기도 한다.

'윤활낭(bursa)'이란 힘줄과 힘줄 또는 힘줄과 뼈 사이에 끼어서 구조물들의 마찰로 인한 손상을 방지하는 완충 주머니 역할을 하는 구조물이다. 오래 걷기, 러닝머신에서 무리하게 뛰기, 오래 서 있는 직업, 타박 등의 원인으로 이곳에 염증이 일어나면 통증이 발생한다.

윤활낭염 환자는 무릎 안쪽을 눌렀을 때 통증을 느끼며, 무릎을 굽혔다가 폈다가 할 때와 뛸 때, 안쪽에 충격이 가해질 때 심한 통증을 호소한다.

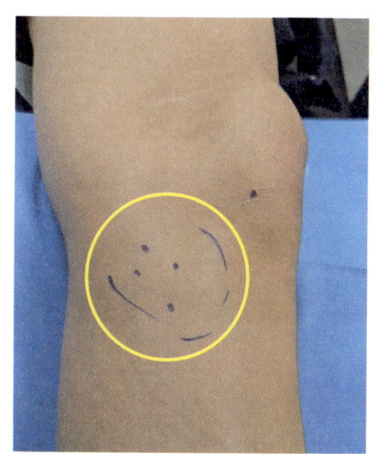

거위발 윤활낭염(무릎뼈 윤활낭염) 위치

무릎뼈 윤활낭염은 흔히 퇴행성 골관절염 환자와 무릎 안쪽 인대가 약한 환자에게도 동반되는 증상이기 때문에 때로는 단독적인 질환이라기보다 무릎이 약한 사람이면 흔히 발생하는 통증이라고 생각해도 무방하다. 따라서 윤활낭염이 있을 때에는 인대 강화나 연골 재생에 대한 계획을 같이 세워서 치료를 진행하는 것이 바람직하다.

이에 대한 치료를 위해서, 먼저 초기에는 소염진통제 약물 치료 및 따뜻한 찜질을 하고 운동을 2주간 쉬는 것을 추천한다. 그리고 반복적으로 재발하거나 통증이 극심한 경우에는 콜라겐 주사 치료를 통해 빨리 회복될 수 있기 때문에, 이 질환으로 굳이 참으면서 오래 끌고 갈 필요가 없음을 기억하자.

○ **5. 장경인대 증후군**

장경인대 증후군은 다리와 무릎의 바깥쪽에 통증이 나타나는 대표적인 질환이다. 장경인대 증후군은 주로 육상 선수나 사이클 선수에게서 발병하는 질환이었으나, 최근에는 레저 활동이나 스포츠 인구가 늘어나면서 이와 비례해 같이 증가하는 무릎 질환으로 알려져 있다.

장경인대 증후군은 한마디로 마찰로 인한 힘줄의 염증 질환이다. 장경인대라는 다리의 긴 띠와 같은 부위와 무릎의 돌출 부위가 무릎 굽힘으로 인해 반복적으로 마찰을 일으키면서 조직 손상이 일어나고, 이에 염증이 생겨 붓고 아프게 된다. 특히 움직일 때 날카로운 통증을 유발하거나, 심한 경우 관절에 물

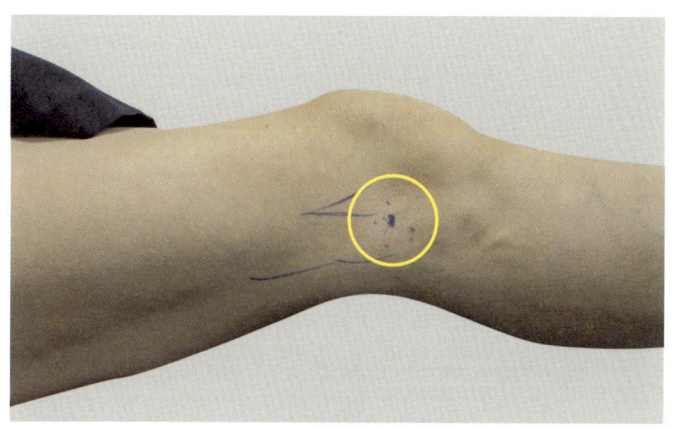

장경인대 증후군 통증 부위

이 차게 만들기도 하는 특징을 보인다.

　오래 서서 일하면서 장경인대를 항상 긴장시키는 업종의 종사자나, 평발로 인해 무릎 관절에 뻣뻣함이나 발목에 불안정성을 가지고 있어서 정강이뼈가 비틀려 있는 사람들에게서 발생하기 쉽다. 따라서 이에 해당되는 분들이라면 틈틈이 무릎 스트레칭을 해주면서 골반, 발목, 발바닥까지 자주 긴장을 풀어주는 것이 좋다.

　장경인대 환자들은 대개 오르막에 올라가기보다 내려가는 경사로에서 무릎 통증을 더 잘 느끼고 관절에서 소리가 나며, 아픈 곳을 눌러보면 심한 압통을 호소한다. 압통을 호소하는 곳을 누르고, 누워서 무릎을 굽혔다가 폈다가 해보라고 주문하

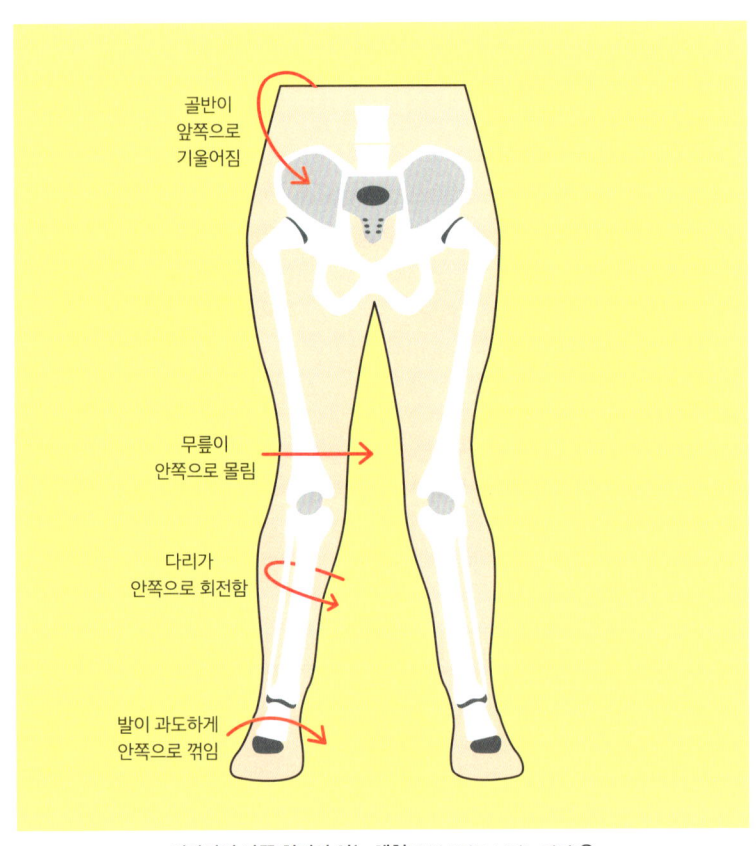

정강이뼈 안쪽 회전이 있는 체형(흔히 X자로 보이는 다리)은 장경인대 증후군이 생기기 쉽다.

면 30도 정도의 굽힘에서 통증이 가장 커지는 특징이 있다.

장경인대 증후군이 있다면 운동이나 평소의 과격함이 있는 생활 패턴을 중단하거나 조정하는 것이 좋다. 또한 아픈 부위를 문지르거나 마사지하지 말고, 소염진통제을 복용하면서 쉬면 대개 며칠이 지난 후 좋아진다. 하지만 한 번 병증이 자리잡은 상태에서는 보존적 치료에 반응하지 않기도 한다. 이때는 주사 치료를 하면 쉽게 호전될 수 있으니 치료 계획을 세울 때 이를 염두에 두길 바란다.

   때때로 장경인대 증후군을 허리 디스크와 혼동하여 엉뚱하게 허리에 시술을 받는 환자분들도 더러 있다. 통증이 생기는 부위가 비슷하기 때문이다. 그러나 장경인대 증후군과 디스크와 차이점은 가만히 앉아 있을 때 다리 외측이 아프면 허리 디

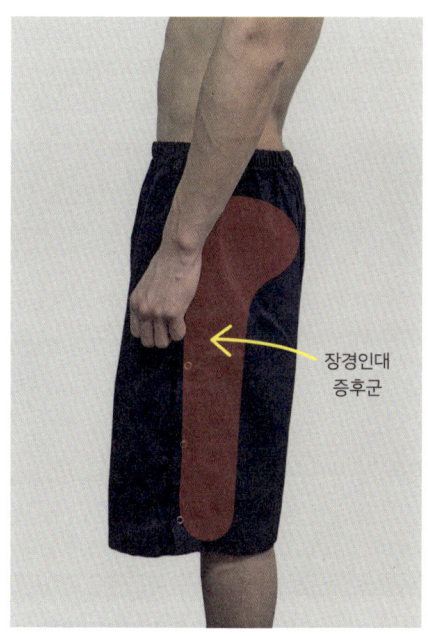

장경인대 증후군은 흔히 허리 디스크와 혼동되곤 한다.

스크이고, 걷거나 움직일 때 아프고 무릎에 뚜렷한 압통점이 있다면 장경인대 증후군일 가능성이 높으니, 두 가지를 혼동하지 않도록 주의해야 한다.

6. 오스굿 증후군

간혹 10대 환자들이 무릎이 아프다고 내원할 때 확인해보면 정강이뼈 주변이 부어 있는 경우가 있다. 이를 누를 때 압통을 호소하면서 발적(피부가 붉게 됨)이나 열감이 느껴진다면 '정강이뼈 뼈겉돌기염', 일명 '오스굿 증후군'을 의심할 수 있다.

오스굿 증후군은 급성장하는 10대 아이들에게서 잘 발생한

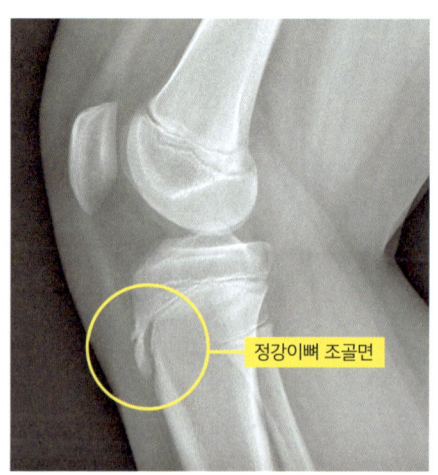

정강이뼈 조골면에 힘줄과 붙어서 골막 손상된
부위와 과증식된 뼈돌기가 확인된다.

다. 특히 이 시기에 무릎 관절이나 하체를 과도하게 사용하는 경우, 즉 피겨스케이팅, 육상, 축구 등과 같은 종목의 어린 선수들에게서 많이 발생한다. 반복적인 착지 충격이나 무릎 앞쪽에 과도한 압력이 가해지는 동작을 자주 하면 정강이뼈의 골막에 손상이 생기기 쉽다. 이 손상 부위는 성장기 동안 뼈가 빠르게 자라면서 더 많이 자극을 받게 되고, 그 결과 염증이 생겼다가 가라앉는 과정을 반복한다.

오스굿 증후군은 몇 달 동안 무릎 통증의 악화와 호전을 반복하면서 무릎이 붓고 아프게 된다. 쭈그려 앉거나 계단을 내려가거나 무릎에 힘을 주면 통증이 악화되고, 정강이뼈에 튀어나온 곳을 압박하면 심한 통증을 호소한다.

오스굿은 어린 운동선수들에게 잘 생기는데, 이 경우 선수가 훈련을 중단해야 하는 어려움이 있다. 그래서 최근에는 적절한 재활 훈련과 함께 콜라겐 주사 치료를 고려하면서 치료 계획을 세우고 있다.

무릎 통증의 치료와 해결

● 일상 속 무릎 통증의 예방

그렇다면 평소에 무릎 관절 건강에 좋은 습관은 무엇일까? 먼저, 걸을 때 무릎의 탄력 상태를 점검해주는 것이 좋다. 걸으면서 자신의 발을 딛고 뗄 때 바닥에 발을 너무 치는 동작을 하는 것은 아닌지, 몸의 움직임이 좌우나 위아래로 너무 흔들리지는 않는지를 확인해보자. 만일 무릎에 경직감이나 통증이 느껴진다면 보폭과 속도를 줄이며 천천히 발뒤꿈치부터 발바닥까지 순서대로 땅을 디디는 동작으로 무릎을 사용할 때 리듬감을 유지할 수 있게 하자. 이것이 무릎 관절 건강에 좋은 가장 중요하고 일상적인 습관이다.

무릎이 자주 아픈 편이라면 특히 무릎을 잡아주는 근육의 힘을 길러주는 것이 좋다. 그러기 위해서는 걷는 운동보다는 '등척성 운동'을 추천한다. 이는 대퇴사두근이나 햄스트링 같은

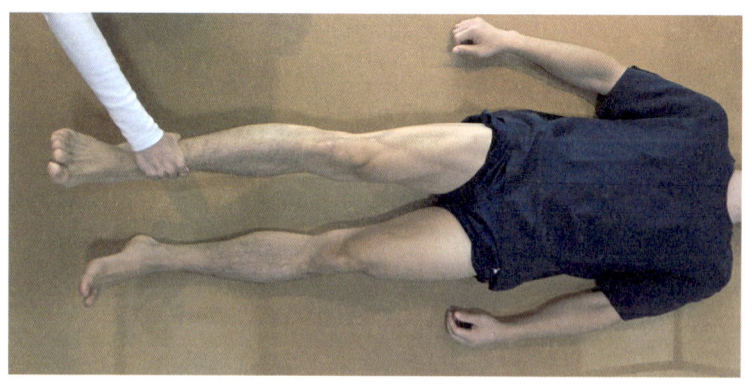

우측 대퇴사두근의 등척성 운동

허벅지 근육을 변화시키지 않고 힘을 준 상태 그대로 약 10초 정도 유지한 뒤 풀어주는 방식의 동작인데, 무릎 손상 없이 생활 속에서 쉽게 할 수 있는 무릎 운동이다. 앞의 사진에서와 같이 환자가 다리를 편 상태에서 태퇴사두근에 10초 동안 힘을 주도록 보조자가 발목을 잡아주는 식으로 진행할 수 있다.

또 발가락 끝에서부터 발바닥과 발목을 충분히 풀어주고, 골

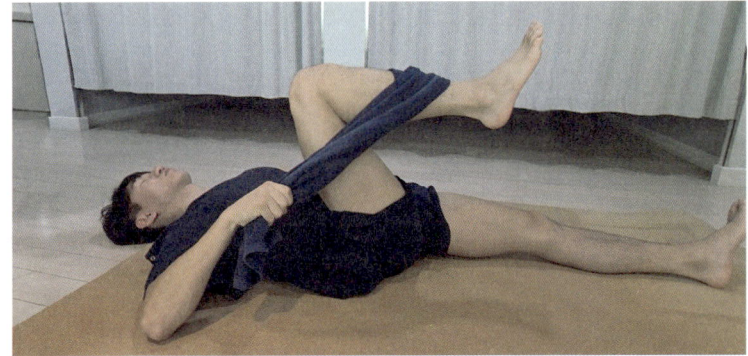

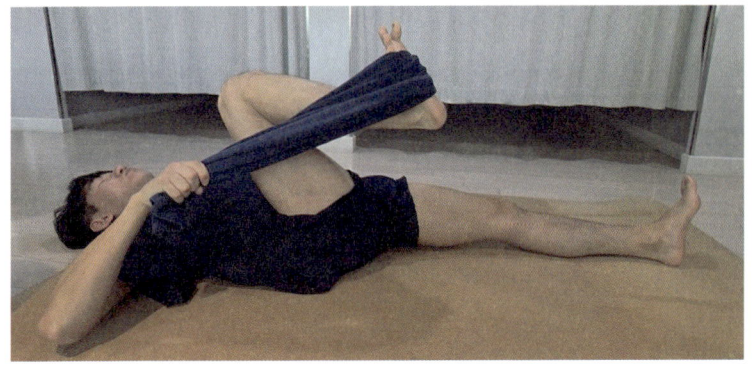

수건을 활용한 무릎 통증 완화 스트레칭

반과 허리도 무릎 관절 스트레칭을 할 때에 함께 해주면 무릎 관절의 강직을 해소하는 데에 큰 도움이 된다. 이런 식의 스트레칭이 선행되고 난 후에는 무릎 오금 쪽에 탄력 있는 공을 넣고 가볍게 눌러주면서 관절을 펴는 동작을 섞어주는 것도 일상에서 쉽게 관절 건강을 유지하는 방법 중 하나이다.

○ **무릎 통증의 진단**

무릎 통증에 대한 진단은 촉지, 움직임 재현과 함께 엑스레이, 초음파, MRI 등 영상학적 방법을 통해 이뤄지면서 그 결과를 확인할 수 있다. 그런데 때때로 무릎 통증이 있어도 영상학적으로는 이런 상황이 제대로 보이지 않는 경우도 있다. 그 이유는 무릎 관절의 움직임이 신경생리적 기능과도 연결되어 있기 때문이다.

즉, 만성적인 무릎 통증이 있을 때에는 관절, 인대, 연골 등 구조적인 손상과 움직임을 적절하게 구현하고 제어해주는 신경계 면에서 취약해진 상황이 함께할 경우가 많은데, 이런 문제 상황을 영상에서 100퍼센트 다 보여줄 수가 없는 것이다. 이렇게 정확히 왜 아픈지를 모르는 상태에서 도수 치료, 충격파 및 여러 가지 치료를 받으면 당연히 호전되지 않고, 돈과 시간만 낭비하게 될 가능성이 높다.

평범한 일상생활에서 발생한 무릎 통증의 대부분은 연골의 문제가 아닌 무릎 관절 힘줄과 인대의 피로, 혹은 손상으로부터 발생하는 경우가 많다.

만약 힘줄과 인대가 손상되었다면 문제가 있는 부분을 꼼꼼하게 찾아서 재생이 잘 이뤄지도록 만들어주는 것이 중요하다. 또 만성 통증으로 신경생리적 문제가 결합되어 있다면 신경 치료까지 병행하여 약화된 기능을 회복시켜야 무릎 통증이 제대로 해결될 수 있다.

연골의 문제 역시도 마찬가지다. 재활 훈련을 하면서 위의 방식대로 손상된 조직 외에 주변의 약한 조직까지 콜라겐을 촘촘하게 주사하여 치료해주면 웬만한 무릎 통증은 어렵지 않게 회복된다.

따라서 MRI 상에서 경미하다고 판단되거나 수술하기는 애매한데 통증이 지속되는 경우, 또 이미 수술했는데도 계속 무릎 통증이 있는 경우라면 움직임부터 다시 체크해보는 것이 좋겠다. 즉, 유발 동작, 각도, 압통 부위, 압통 정도, 영상학적 참고 자료 등을 종합적으로 보고서 치료 계획을 세워야 한다. 그렇게 제대로 된 진단과 치료 계획이 이뤄진다면 당연히 좋은 결과가 따를 것이다.

○ **약물 치료 및 물리 치료**

대부분의 무릎 통증 환자들이 병원을 찾으면 엑스레이와 초음파를 찍어보고서 의사가 진찰한 후 퇴행성 관절염이라는 진단을 받는다. 그러고는 '심한 경우라면 수술을 고려해야 하지만 현재 상태는 그 정도까지는 아닌 것 같다.'며 일단 약을 처방받고 물리 치료를 해보고 지켜보라는 권유를 받는 것이 일반적인 무릎 통증 치료의 양상이다.

하지만 대부분의 환자들은 이렇게 처방된 약을 먹고, 꾸준히 물리 치료를 받았음에도 무릎 통증이 시원하게 낫지 않을 것이다. 더러는 충격파 치료나 연골 주사, 프롤로 주사 등을 맞기도 하겠지만 상황은 나아지지 않는 경우가 더 많다.

물론 위 치료법들은 퇴행성 골관절염이나 인대 손상, 힘줄염 등을 치료하는 방식으로 인정받은 훌륭한 치료들이다. 그러나 통증 유발 부위의 깊이, 다른 구조와의 복합적인 상호 관계, 손상의 종류 및 염증으로 유발된 강직 등은 어떤 식으로 해결할 것인지 더 다면적이고 섬세하게 다룰 필요가 있다. 또한 대부분 위에서 언급한 치료들에는 신경생리적 문제를 고려해 함께 치료할 것인지에 대한 고민과 분석이 상대적으로 적거나, 때로는 아예 없는 경향이 있다.

● 주사 치료

최근에는 예전보다 근골격계 질환에 적용되는 콜라겐 성분 주사들의 효능이 좋아졌다. 그래서 병소를 정확하게 찾아 최대한 촘촘하게 콜라겐 성분의 주사를 넣어주면 힘줄, 인대 및 연골의 강도가 증가하여 통증 감소와 함께 관절 기능의 회복을 도모할 수 있게 되었다. 실제로 심하지 않은 무릎 손상의 경우에는 보통 5회 이내의 콜라겐 주사 치료만으로도 50% 이상의 증상 개선 결과를 보여주고 있다.

따라서 무릎 통증을 호소하는 환자의 경우 통증이 심하지 않다면 초기 1~2주일 사이에는 소염진통제를 복용하면서 따뜻한 찜질과 안정 상태를 유지하고, 호전되지 않을 경우 물리 치료나 그 외 의사가 권유하는 적절한 치료를 받는 것이 좋다.

이때 스테로이드 주사는 염증을 가라앉히는 효과가 뛰어나므로 의사의 판단으로 필요 시에는 스테로이드 주사를 선택할 수도 있다. 하지만 장기간의 스테로이드 노출은 부작용이 발생할 수 있음에 반드시 주의해야 한다.

콜라겐 주사는 최근에 나온 무릎 관절 재생 주사의 일종이다. 콜라겐 성분을 해당 병소에 주입하여 콜라겐 전구 물질이 생성되면서 각 부위의 구조로 변경돼 이의 강성을 회복시키거나 통증을 줄여주는 기능을 한다. 그러면서도 반복 주사의 부작용이 적어서 수술할 정도로 심각한 기능 이상이 있는 경우가 아닌 환자들에게 적용하기에 아주 좋은 주사 치료법이다.

그 외에 연 단위로 주기적으로 맞는 '연골 주사'라는 이름의 히알루론산 주사도 규칙적으로 맞으면 관절 건강 유지 면에서 아주 좋다. 이 연골 주사는 직접적인 통증 개선 효과가 있는 것은 아니다. 하지만 이는 관절 공간 속 부족해지기 쉬운 연골액을 보충해줌으로써 관절 속의 영양 성분을 유지하고, 관절을 유지하는 뼈 마찰로 인한 손상 정도를 감소시키기 때문에 꾸준히 맞는 것을 추천하고 싶다.

○ **수술적 치료**

무릎 통증이 심하고 약물 치료, 물리 치료, 주사 치료로도 회복되지 않는 경우에는 관절경 세척법, 관절경 세정법, 퇴행이 심한 연골뼈를 잘라내고 인공 관절을 넣어주는 절골술, 또는 관절 전체를 인공 관절로 바꿔주는 치환술 등 수술적 치료까지 고려할 수 있다.

여기에서 관절경 세척법은 반월상 연골 파열의 경우에, 절골술이나 관절 치환술은 퇴행성 골관절염의 상태가 3기 후반~4기로 관절 기능이 거의 없는 경우에 고려되는 관절경을 이용한 수술 방식이다. 치료 후에는 꾸준한 재활 훈련이 병행되어야 관절 기능을 잘 회복할 수 있음에 유의해야 한다.

무릎 치료, 주의할 부분

1. 퇴행성 관절염 진단, 퇴행성 관절염이 아닐 수 있다

큰 수술을 계기로 건강의 중요성을 느끼던 한 중년 여성분이 수술 회복 이후 자기관리 차원에서 열심히 운동을 했다. 그러다 갑자기 양쪽 무릎에 통증이 발생했고, 수 주일이 지나도 이 통증이 가시질 않아 병원에 가보았더니 엑스레이와 초음파 판독 결과, '퇴행성 관절염'이라는 진단을 받았다.

 '심한 퇴행성 관절염의 경우라면 수술을 고려해야 하지만, 환자분의 상태가 그 정도는 아니라 특별히 해줄 것이 없다.'면서 약 처방 및 물리 치료를 하며 지켜보라는 의사의 권유를 받았다고 한다. 하지만 이렇게 약물 처방과 물리 치료를 받았어도 여전히 그 통증이 가시지 않았다. 나중에는 한의원에서 침도 맞아보고, 충격파 치료나 연골 주사, 프롤로 주사 등을 맞으며 다양한 치료를 시도했지만 상황은 나아지지 않았다.

 대부분의 무릎 통증 환자들이 인근 정형외과에 다니면서 보통 이러한 절차를 밟게 되는 것 같다. 실제로 이분의 무릎 엑스레이를 찍어보았을 때 퇴행의 정도가 1~4기 중에서 2~3기 사이의 상태로 보였다. 이 정도에서도 통증 없이 잘 지내는 사람들도 많은데, 이 환자분은 특이하게 계단을 오르내릴 때도 아프다고 호소했다. 특히 쪼그려 앉는 것은 가능하지만 일어서는 것이 힘든 상황이었기에, 퇴행성 관절염에 의한 통증이 아닌 다른 원인이 있을 것이라고 짐작했다.

바로 무릎에 힘을 전달하는 힘줄에 문제가 생겨서 엑스레이상 심한 퇴행을 보이지 않음에도 불구하고 계단을 오를 때도 내릴 때도 아팠고, 걸을 때도 불편함이 있었던 것이다. 그런데도 여태 관절 치료에만 매달리고, 정작 원인인 힘줄에 대한 것은 간과하면서 제대로 된 치료를 받지 못한 것이라 할 수 있다.

실제로 이와 같이 무릎 환자들은 대부분의 병원에서 관절 자체의 문제는 매우 미미함에도 불구하고 퇴행성 관절염이라고 진단을 받는다. 그러고서 문제가 되는 곳에 적절한 조치를 취하지 못하여 시간이 갈수록 통증을 키우는 경우가 많다.

○ 2. 연골 주사는 무릎 통증을 없애는 치료가 아니다

무릎 통증으로 진료받으러 오는 환자들 중에는 간혹 이전에 연골 주사를 맞았지만 여전히 아프다고 호소하는 경우가 많다. 여기서 짚고 넘어가야 하는 사실이 있다. 연골 주사를 맞았다 하더라도 무릎 통증이 없어지는 것은 아니란 점이다. 그렇다면 병원에서는 왜 무릎 통증 환자들에게 이를 권하는 걸까?

이를 설명하려면, 먼저 연골 주사가 어떤 역할을 하는지부터 알아봐야 한다. 연골 주사는 관절에 전달되는 충격을 완충시켜주는 기능과 관절액 성분으로 구성되어 연골에 영양을 공급하는 기능을 한다. 이런 두 가지 기능을 하는 것이기 때문에 연골 주사에는 항염증 성분은 없다. 연골 주사를 맞는다고 해도 통증이 바로 사라지거나 완화될 리가 없다는 의미다.

그럼에도 불구하고 무릎이 아픈 환자들에게 연골 주사를 맞도록 하는 이유는 다음의 두 가지 때문이다. 먼저, 나이가 들수록 무릎 공간의 관절액이 점차 감소되기 시작하는데, 외부에서 연골액을 그때그때 보충해주지 못하면 가뜩이나 뻑뻑한 무릎 관절이 윤활 작용을 할 수 없게 되어 무릎 연골의 파열이 가속화되기 때문이다.

또 다른 이유는 바로 연골에 필요한 영양 성분 때문이다. 무릎 연골에 필요한 필수 영양분들은 연골액이 관절 공간에 충분하게 있어야 잘 전달될 수 있다.

이렇듯 퇴행되어가는 무릎을 잘 관리해주는 목적으로 주기적으로 무릎에 연골 주사를 맞는 것은 매우 추천하고 싶은 바람직한 연골 관리 방법이라 할 수 있다.

―――― 치료 사례 ――――

case 1. 심리적 문제와 결부된 통증

30대 여자 환자분이 2년 동안 양쪽 무릎 통증 때문에 제대로 걷지도, 움직이지도 못한다면서 양 어깨에 목발을 짚고 내원했다. 환자분은 무릎 통증의 원인을 찾기 위해서 방문한 병원마다 찍은 MRI만 여러 장일 정도로 필사적으로 통증 원인을 찾아보려고 애를 썼다. 그러나 병원에서는 한결같이 '현재 걸음을 걷지 못할 정도의 심각한 구조적 손상은 발견되지 않고, 일부 반월상 연골의 작은 파열 정도가 의심된다.'고 했고, 그렇게 환자분은 지금껏 목발을 짚으면서 지내온 상태였단다.

환자분은 진료실에 들어올 때부터 무릎을 전혀 굽히지 않으려고 뻣뻣한 걸음으로 들어왔고, 의자에 앉을 때도 주변 지지대를 손으로 짚고 무릎을 편 상태로 앉는 특징적인 움직임을 보여주었다.

환자분은 촉망받던 연구원이었는데 출산 후 운동을 너무 과하게 한 후로 무릎에 통증이 생기고, 이후 치료를 받아도 호전되지 않았다고 했다. 연구원답게 통증 원인에 대해 온갖 자료를 다 찾아보고서 검사와 치료를 받았으나 나아지지 않자 심각한 절망감으로 일도 그만두고 나를 찾아온 것이다.

환자분은 양쪽 무릎 통증이 심해서 조금만 움직여도 얼굴이 일그러졌고, MRI 상 나타난 소견인 반월상 연골 파열을 계속 의식하는 듯 무릎에 조금이라도 손상이 더해질까 봐 걷고 앉고 눕는 모든 동작에서 무릎을 전혀 굽히지 않는 강박적인 상황이었다.

환자분이 가져온 각종 검사지와 영상 자료를 확인한 후, 통증

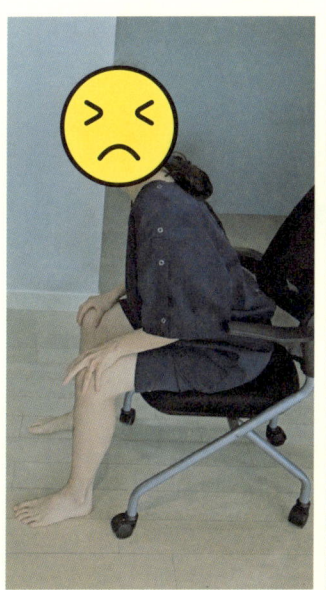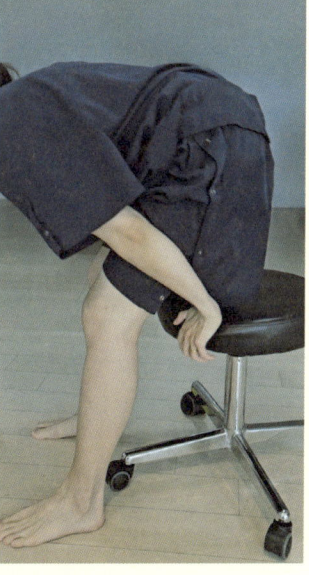

심각한 구조 문제가 없음에도 불구하고 무릎을 전혀 굽힐 수 없었다.

부위를 만져보고, 일으켜보고, 직접 움직여보라고 하면서 환자의 상태를 확인했다. 그러고 난 후, 환자분에게 '걱정하지 말고 열심히 치료하면 예전처럼 걷고 뛰고 운동할 수 있을 정도로 나을 수 있다.'고 말했다. 내가 이렇게 자신 있게 말할 수 있는 데에는 나름의 충분한 근거가 있었다.

먼저, 환자의 상태를 보니 정말로 무릎을 움직이지 못할 정도로 심각한 구조적인 문제가 있는 것은 아니었다. 이는 앞선 병원들과 같이 엑스레이, 초음파, MRI 영상만 보고 말하는 것이 아니다. 환자의 신경에 문제가 생겼나 해서 근육 상태를 보니, 2년 동안 사용하지 못한 것에 비해서 근 위축이 그렇게 심하지 않았다. 이는 '다행히 신경은 살아 있구나.' 안심될 정도로 근육이 정상적인 영양 공급을 받고 있음을 확인한 것이다.

무릎 관절은 근육, 힘줄의 탄력이 매우 중요한 부위다. 이 탄력성을 제대로 관절에 전달하고 이용할 수만 있다면 앉고 서는 것은 문제가 되지 않을 거라고 판단했다. 만일 인대에 손상이 심한 환자라면 특정 부위에 압통이 두드러지고 관절의 덜렁거림이 느껴질 정도로 불안정한 상태를 촉지할 수 있다.

이 환자의 경우, 관절을 잡아주는 주변부에 압통이 있고 심한 통증을 호소하지만, 특정 부위의 손상이 오랫동안 진행되어 나타나는 관절의 불안정성은 보이지 않았다. 따라서 무릎 전체에 나타나는 비특이적인 압통은 그동안 사용하지 못한 관절의 뻣뻣함으로 인해 유발된 것 같았다.

더구나 무릎 속에 존재하는 십자인대나 무릎 연골 자체는 깨끗하여 안정적인 상태였기 때문에 병원마다 진단한 반월상 연골의 일부 파열 정도는 다른 구조들이 얼마든지 보완해주고도 남을 정도로 경미하다고 판단했다.

이런 근거들로, 걷지도 못하는 내 앞의 환자분에게 걷고 뛸 만큼 나을 거라고 확답할 수 있던 것이다. 물론 환자분은 처음엔 내 말을 믿지 못했고, 본인이 그동안 연구해온 반월상 연골로 유발되는 온갖 무릎 질환에 대한 현상과 합병증에 관한 자료들을 내 앞에 내밀며 '내가 이 상태인데 어떻게 좋아질 수 있겠어요?' 되물었다. 이에 대한 답을 해주는 데에만 며칠이 걸릴 정도였지만, 그래도 내 확신에는 변함이 없었다.

치료 과정은 어려운 게 아니었다. 강직된 무릎은 신경 치료를 통해서 이완시켜주면 되고, 뻣뻣한 힘줄과 근육은 유착된 조직으로 인해서 관절 강직이 일어난 부위에 주사 치료로 풀어주면 되었다. 또 손상된 반월상 연골에는 콜라겐 주사를 주입하면 끝이었다.

물론 그렇게 치료하면 환자는 금방 회복할 수 있을 테지만, 가장 큰 문제는 환자의 인식이었다. 환자분은 치료받는 동안 무릎을 조금이라도 굽히면 무릎 내부의 압력이 증가해서 회복되는 연골 및 무릎 구조가 다칠 것을 염려하면서 무릎을 전혀 굽히지 않고 강직 상태로 움직이려고 고집했다. 이런 상태에서는 관절 기능의 유연성과 탄력을 되돌릴 수 없었고, 무릎 탄력이 없으면 부분적인 회복은 제대로 움직이는 데에 도움이 되지 않았다.

그래서 나는 환자분에게 한 가지 제안을 했다. 오늘부터 내 앞에서 의자에 앉고 일어서는 동작을 할 때 한쪽 무릎만 굽혔다가 펴는 방법으로 하나씩 하나씩 동작을 익혀보고 다음 날 무릎 통증이 심해지는지 확인해보자고 설득한 것이다.

처음에는 완강하게 거부하던 그녀에게 무릎 움직임의 원리를 설명해주면서 '무릎을 굽히지 않으면 평생 동안 걷지 못할 수 있습니다.'라고 엄포를 놓았다. 그제야 환자분은 마지못해 우측 무릎부터 한 쪽씩 굽혀서 앉았다가 잠깐 쉰 후, 다시 원래 무릎의 각도로 일어서기를 해보았다. 동작을 마친 환자분에게 물어보았다.

"무릎을 굽혔다가 폈는데 지금 아프세요?"

환자분은 불안한 기색을 감추지 않고 답했다.

"모르겠어요…. 이러다 오늘이나 내일 아플 수도 있잖아요."

나는 가볍게 미소를 지으며 말했다.

"오늘 아주 잘하셨어요. 2년 만에 처음으로 우측 무릎을 제대로 움직여줬으니 관절이 조금 놀랄 수는 있어요. 하지만 절대로 예전처럼 다시 아프게 되지 않을 거예요."

다음 날 환자분은 앞으로 아파질까 봐 걱정되긴 하지만 굽혔다 편 무릎이 생각보다 심하게 아프지는 않다고 답했다. 이에 오늘은 쉬고 내일은 좌측 무릎을 굽혔다가 펴는 동작을 해보자고 했다. 그리고 다음 날 좌측 무릎을 굽혀 의자에 앉고 일어서는 연습을 해보고, 이번에도 통증이 생기지 않는 것을 확인시켜주었다.

환자분에게 점진적으로 이런 동작을 시켜보면서 무릎을 움직여도 아프지 않을 거라는 안심을 가지도록 해주고, 이제는 두 무릎을 굽혔다가 펴보는 동작도 하게 했다. 그런 후, 이제는 목발을 놓고 한 번 걸어보라고 했다. 단, 반드시 무릎을 움직이면서 딱 열 걸음만 해보자고 했다. 환자분은 처음 한두 걸음은 무서워했지만 열 걸음째에는 본인이 목발 없이 로봇처럼 뻣뻣해지지 않고도 걸을 수 있음을 확인했다. 그리고 내원한 후 처음으로 안도하면서 알 수 없는 묘한 표정을 지었다.

이후부터는 일사천리였다. 환자분에게 무릎이 더 나빠질 만한 상황이 전혀 없으니 아무런 걱정을 하지 않아도 된다며, 2년 동안 사용하지 않던 무릎을 사용하면서 무릎이 적응하는 과정에서 나타나는 경미한 증상들뿐이라고 다독였다. 치료 후 3개월이 지나고부터 환자분은 목발 없이 병원에 걸어 들어왔고, 6개월 이후에는 복직했다며 다시 만든 명함을 나에게 주었다.

구조적 문제가 심하지 않아도, 진단을 정확하게 받고서 좋은 치료를 받아도 만성 무릎 통증 환자의 문제에는 복합적인 것들이 얽혀 있다. 생체역학적 문제부터 신경생리적·구조적 문제 및 근골격계의 문제, 거기다 환자의 인식과 심리 상태까지 함께 고려되어야 한다. 의사로서 완숙한 지식과 기술뿐 아니라, 환자 정서의 이해, 끈기 역시도 중요하다는 것을 다시금 깨달은 사례였다.

case2. 베이커 낭종

60대 남자 환자분께서 좌측 무릎 뒤쪽에 혹 같은 것이 생기고, 걸을 때와 쪼그려 앉을 때 불편해서 왔다고 했다. 먼저 환자분에게 엎드려보라고 하니 좌측 오금 부위에 불룩하게 돌출된 조직이 보였다. 초음파로 확인하니 단단한 종괴가 아닌 물이 차 있는 주머니 같은 모습이 확인되었다. 진단명은 '베이커 낭종'이라고 부르는 질환이었다.

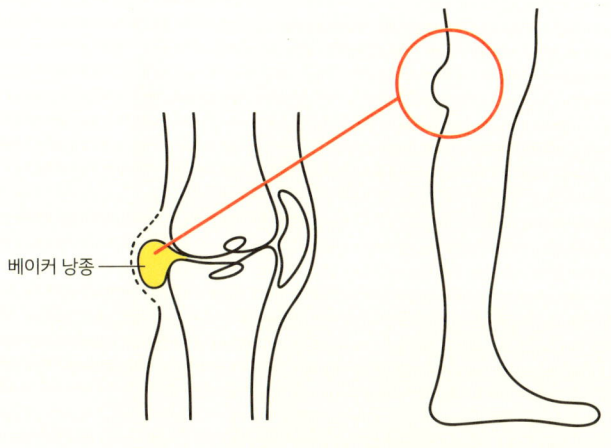

오금 부위에 불룩하게 돌출된 베이커 낭종

　베이커 낭종은 무릎 뒤쪽의 연골이 찢어지거나 약해지면서 관절액이 뒤쪽으로 흘러나와 저수지에 물이 고이듯 모인 것으로, 경도 내지 중등도의 통증을 만들고 보행 시에도 무릎 뒤쪽이 무겁고 불편한 느낌이 들게 한다.

　환자분에게 연골이 약해지면서 발생하는 흔한 질환임을 설명했다. 그리고 증상이 없으면 치료가 필요하지 않지만, 통증이 있는 경우에는 주사기로 베이커 낭종을 흡인해서 없애주고 염증을 줄이는 주사제를 넣어주면 된다고 했다. 낭종에 차 있는 관절액을 없애고 당분간 좌측 다리를 높게 하고 주무시라는 주의 사항을 전달하고서 소염진통제를 처방한 후 귀가시켰다.

　베이커 낭종이 자주 재발하는 경우에는 수술적 절제를 하

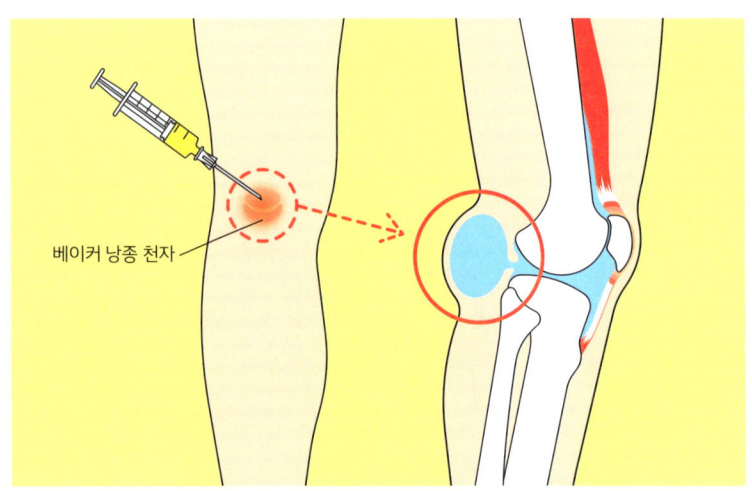

주사를 통해 베이커 낭종 제거와 소염 치료를 진행했다.

기도 하며, 위쪽에 찢어진 연골 상태를 확인하기 위해서 간혹 MRI 촬영을 고려할 수도 있다. 하지만 대부분의 경우, 보존적 치료에 잘 반응하기 때문에 크게 우려하지는 않아도 되는 질환이기도 하다.

case 3. 대퇴 신경에 의한 무릎 통증

50대 남자 환자분이 수 주일 전에 발생한 우측 무릎의 통증으로 내원했다. 통증이 심한지 걸을 때 다리를 절뚝이며 아주 천천히 걷는 모습을 보여주었다. 환자분은 타 병원을 두 군데 방문하고 관절염이라고 진단을 받은 후 약을 복용했고, 충격파 치료를 받았으며, 무릎에 연골 주사도 맞으면서 경과를 지켜보았다고 했다. 하지만 시간이 갈수록 통증이 심해져 우리 병원에까지 내원한 것이다.

그는 무릎 앞쪽이 아프다고 했고, 걸을 때 아프고 욱신거리며 칼로 베인 듯 찌릿찌릿한 통증이 느껴진다고 했다. 손으로 만지면 통증이 더 예민하게 아파져서 여간 괴로운 게 아니라고도 덧붙였다.

엑스레이와 초음파를 통해 통증 부위를 확인했는데, 이 환자의 경우 관절염이 심한 상태가 아니었다. 그렇다고 최근에 무릎을 다친 기억도 없다고 했다. 나는 기본인 보존적 치료에 반응하지 않으면서, 돌발적으로 발생한 칼로 베인 듯한 통증과 찌릿찌릿한 통증이 있다는 환자의 진술에 집중했다. 그래서 환자분에게 무릎이 아픈 곳이긴 하지만 무릎 관절의 연골이나 인대, 힘줄의 문제가 아닌 것 같다고 조심스럽게 말했다.

"무릎이 아픈데, 무릎 문제가 아니라면 도대체 어디가 문제인건데요?"

환자분은 의심스러운 눈초리로 나를 보았다. 나는 화면에 띄워진 엑스레이를 가리키며 설명드렸다.

"환자분의 관절이나 연골 상태에는 큰 문제가 없습니다. 이 점은 다른 병원에서도 확인해주신 사항이고요. 제가 보기에 환자분의 통증 원인은 신경 쪽 문제로 보입니다. 칼로 베인 것 같

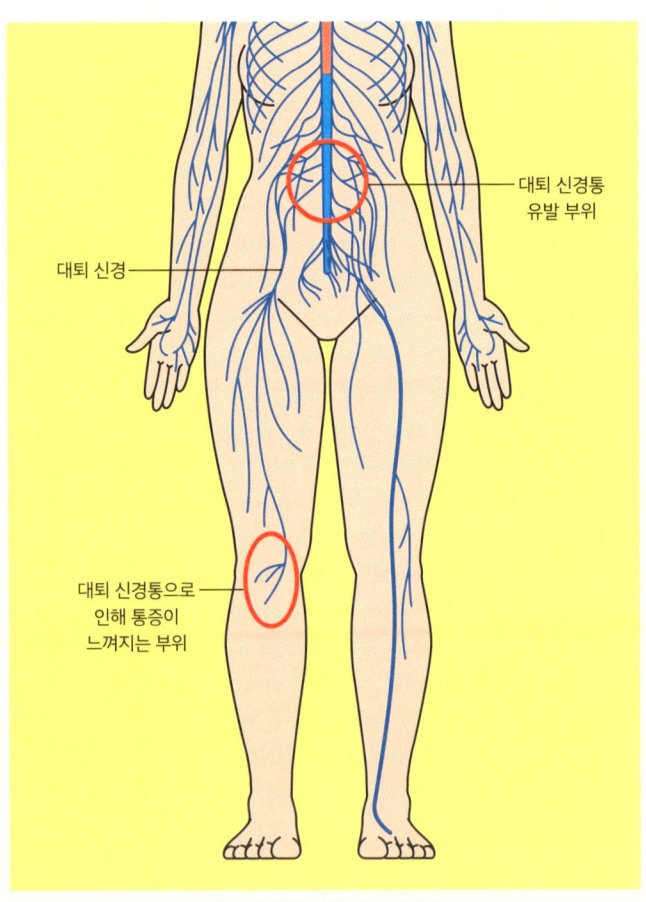

대퇴 신경통을 유발하는 부위와
대퇴 신경통으로 인해 통증이 느껴지는 부위

고 찌릿찌릿한 통증이 있고, 손으로 무릎을 접촉할 때 더 아픈 이유도 그 문제 때문이라면 설명이 됩니다. 따라서 이 통증은 관절 통증이 아니라 신경통이라고 생각됩니다. 특히 무릎 앞쪽은 대퇴 신경이라는 신경 쪽에 문제가 있을 때 흔히 발생하는 부위입니다."

"신경통이요?"

의아해하는 그에게 나는 강조해서 한 번 더 설명했다.

"네, 그렇습니다. 무릎의 감각을 담당하는 신경 통증 때문에 아프신 것 같습니다."

다른 병원에서는 듣지 못한 생소한 진단명에 환자분은 반신반의했다. 하지만 그러면서도 '만약 신경 통증 때문에 무릎이 아픈 거라면 치료를 통해 바로 치료가 진행될 수 있다.'라는 내 말에 신경 치료를 받아보겠다고 했다. 다른 곳에서 이미 다른 치료는 해봤기 때문에 내 말을 믿어보기로 한 듯했다.

신경은 중추 신경과 말초 신경으로 나뉘어 통증을 뇌에 전달하기 때문에 한꺼번에 이 두 신경에 대한 치료를 같이 진행하고서 상태를 관찰해보기로 했다. 관절 치료는 따로 하지 않고, 무릎에 관련된 중추 신경과 말초 신경의 치료를 하고 나서 환자분에게 통증의 상태를 물어보았다. 환자분은 아까보다 한결 좋아졌다며 신기해했다.

"이런 병이 왜 생기는 건가요?"

"여러 이유가 있겠지만, 대표적으로는 신경이 지나가는 길목에 신경이 눌려서 생기는 포착성 신경 질환과, 수포 없는 대상포진 같은 생물학적 공격에 의한 신경 질환인 경우가 가장 많습니다. 환자분처럼 아픈 곳을 손으로 톡톡 두드리거나 피부를 쓸어 약한 자극만 줘도 자지러질 정도로 통증이 심하게 발생하면서, 가만히 있으면 칼로 베인 듯한 통증 양상은 대상포진 후유증과 유사한 반응입니다."

"그러면 제가 대상포진이었다는 건가요?"

나의 답변에 환자분이 다소 놀란 듯했다. 조심스럽게 환자분에게 답했다.

"그럴 가능성이 높다는 거지, 이를 확정할 수는 없습니다. 다만 신경 치료를 하면 낫는 병이라는 것은 분명해 보입니다. 열심히 치료를 받으세요."

환자분은 이후로도 열심히 치료를 받았고, 중간중간 신경 통증이 올라와 힘들어하긴 했지만 결국 완전히 통증이 없어졌다. 치료 종결 후에는 뛰어서 집에 돌아갈 수 있을 정도로 회복되었다.

무릎 통증을 단순히 기계적인 움직임의 구현으로만 판단하면 이러한 신경 통증을 놓칠 가능성이 있음을 보여주는 전형적인 사례였다. 환자의 통증 상태가 디스크나 대상포진과 같이 기존의 관절 치료로 반응하지 않는 질환에 의한 것인 경우, 신경 치료가 답이 될 수 있다는 것을 상기할 수 있었다.

나오면서

15년간 통증 개업의로서 수많은 환자를 진료하고, 치료하고, 그들과 울고 웃는 세월을 돌아보면 너무나 꿈만 같다. 의사를 업業으로 삼으면서 인간이란 존재의 본질에 대해서, 고통의 의미에 대해서, 우리의 감정에 대해서 그리고 물리적 고통과 더불어 공포와 두려움이 내재하는 병에 대해서 고민해온 시간들.

 때로는 새벽에 들려오는 환자의 고통스러운 비명소리에 '내가 어떻게 하면 저분의 괴로움을 덜어드릴 수 있을까?'라면서 나의 존재에 대해 피를 토하는 심정으로 고민했다. 마음속으로는 힘이 들면서도 막상 고통에 일그러진 환자의 얼굴을 마주하면 환자보다 먼저 내가 포기해선 안 된다는 마음이 들었다. 그래서 더 자신감이 가득한 목소리로 내 술기의 장점을 보여드리고, 그들을 안심시키기 위해 노력했다. 지금도 이 일의 출발선에 선다는 것이, (모르면 다시 할 수도 있겠지만) 이미 이 과정을 안 채로 누군가에게 권유하기도 망설여질 만큼 통증 치료의 세계는 오묘하고 깊고 어려운 것이란 생각이 든다. 실력이 한 단계 올라갈수록 나를 믿고 찾아오는 환자분의 병증은 그에 비례해, 아니 그보다도 더 고쳐내기 어렵고 복잡해졌다. 하지만 나는 한 번도 뒤로 물러서거나 포기한 적은 없었다고 자신한다.

그 이유는 단 한 가지였다. 내가 손을 놓았는데 이 환자가 해결책을 찾아줄 다른 의사를 더 이상 못 만날 경우 그들은 얼마나 상심이 클지 생각이 들면서, 과연 내가 여기에서 포기해도 되는지 절박함과 책임감이 나를 붙잡았기 때문이다.

이 절박한 마음은 막막함과 회의감에 빠진 나의 울음을 닦아주었고, 환자가 두려워해도 나만큼은 담대하게 이 상황을 냉철히 지켜보고 그들을 따뜻하게 받아줄 수 있어야 한다는 에너지를 만들어주었다. 이는 결코 교만 속으로 잠들지 않게 나를 각성시키는 길잡이이기도 했다.

나는 통증으로 나를 찾은 환자분들에게 나을 수 없다고 한 적이 없다. 걸을 수 있다고, 일어설 수 있다고, 마비가 풀릴 수 있다고 말해왔다. 그 이유는 내가 치료하는 게 아니라, 환자가 아니 우리 인간 스스로가 재생 능력과 치유 능력을 마치 개인의 존엄과 똑같이 가지고 있다는 믿음 때문이다.

나는 단지 환자가 이미 가진 이 유지와 보수 능력을 적절한 시기에 성실하게 적합한 방식으로 끌어내기만 하면 어떤 병이라도 극복하게끔 조력자가 될 수 있다고 생각한다. 생명이라는 위대한 존재에 대한 무한한 신뢰를 의사란 직업의 맨 밑바닥에 깔아두었기 때문에 할 수 있는 그대로 '선포'하고 '적용'할 뿐이다. 나와 환자분을 지켜주는 이 믿음 속에서 나의 진료와 환자의 완치가 조화를 이룰 수밖에 없다.

통증의학과 의사로서 환자를 대할 때 가장 우선순위에 두는 것은 그들의 입장에서 공감하고, 내 일처럼 고민해서 그들의 고통을 덜어주는 방법을 찾아주는 것이다. 천편일률적인 시선으로 환자들을 대하면 각양각색의 양상을 토로하는 그들에게 어떻게 제대로 된 치료를 할 수 있겠는가? 따라서 환자들이 어떻게 아픈지, 그들의 얘기를 섬세하고 구체적으로 잘 들어보는 것이 치료를 하는 데에 있어 핵심 단서가 될 수 있음을 기억하고자 한다.

이 책이 지금도 '통증'이라는 감옥에서 몸부림치고 있을 많은 환자분들에게 '모든 통증은 벗어날 수 있다.'는 희망을 주며, 하루빨리 탈출할 비상구가 되길 간절히 바란다.

이 책을 쓸 수 있게 만들어주신 나의 영원한 스승님 서헌만 원장님, 내가 가장 존경하고 사랑하는 아내 오윤희에게 깊은 감사를 드린다. 또 나와 함께 환자분들을 지켜주는 데에 모든 헌신을 다 바치고 있는 영원한 동료이자 직원인 정미경 실장과 오용식 부장 및 전 직원분들, 나에게 너무나 많은 사랑을 베풀어주신 김형옥 여사님을 포함한 모든 환자분들에게도 감사드리며, 항상 초심을 잃지 않고 오늘도 내일도 최선을 다해 그들이 완치되는 그날까지 함께할 것이라고 전해드리고 싶다.

- 2025년 겨울, 구재원 원장

모든 통증은 벗어날 수 있다

초판 1쇄 인쇄	2025년 12월 15일
초판 1쇄 발행	2025년 12월 20일
글	구재원
펴낸이	강재인
디자인	로테의 책
펴낸곳	책소유
등록	2017년 12월 4일(제666-98-00428호)
주소	(16025) 경기도 의왕시 내손로57, 1406동 16층 4호
전화	070-8624-5528
팩스	0505-350-4545
이메일	emma_book@naver.com
홈페이지	http://booksoyou.com
인스타그램	@booksoyou

ⓒ 책소유 2025, Printed in Korea.
ISBN 979-11-978050-4-2 (03510)

- 저작권자나 발행인의 허락과 승인 없이 이 책의 모든 글과 그림, 디자인을 무단으로 복사, 복제, 전재하는 것은 저작권법에 위배됩니다.
- 잘못된 책은 서점에서 교환해 드립니다.
- 책값은 뒤표지에 있습니다.